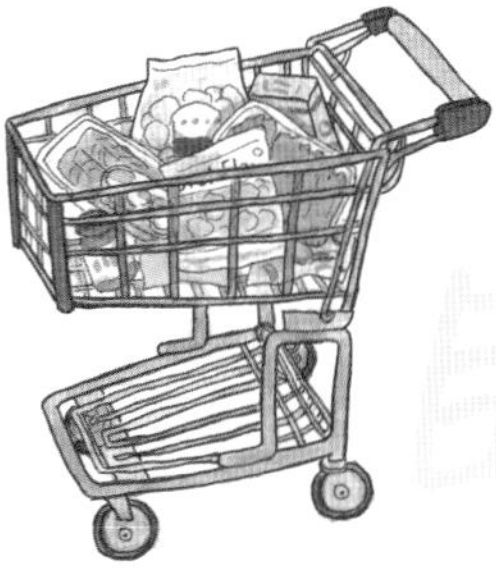

コストコダイエット

運動ゼロで、食べてやせる。

保健師・ダイエット講師
松田リエ

GENTOSHA
幻冬舎

はじめに

瞬食こそ〝美やせ〟の秘訣 コストコでおいしく楽しくダイエット

みなさんは、やせるのに一番大切なことを知っていますか？　答えは**「3食おいしく食べる」ことです**。私も10代の頃から、流行りのダイエット法に振り回されていました。体も心もボロボロの中、保健師に転身したことをきっかけに自分の体と向き合い、栄養学と体のメカニズムを徹底的に勉強。そこで「食べてやせる」ことに出会い、自然とマイナス12kgを達成できました。**カロリーを極端に減らしすぎると脂肪をため込みやすくなるため、三大栄養素をバランスよく摂り、代謝のよい体を作ることが必要だったのです**。おかげで、2回の出産を経ても体重をキープ！

この経験から生み出した独自のダイエット法が「瞬食」メソッドです。2000人以上の方がダイエットに成功したこの方法は、「すぐ身につく、正しい食材を選んで食べる食習慣」と「すぐに作れる簡単すぎるやせレシピ」の2つにアプローチした食事法です。忙しい人やお料理が苦手という方、ず

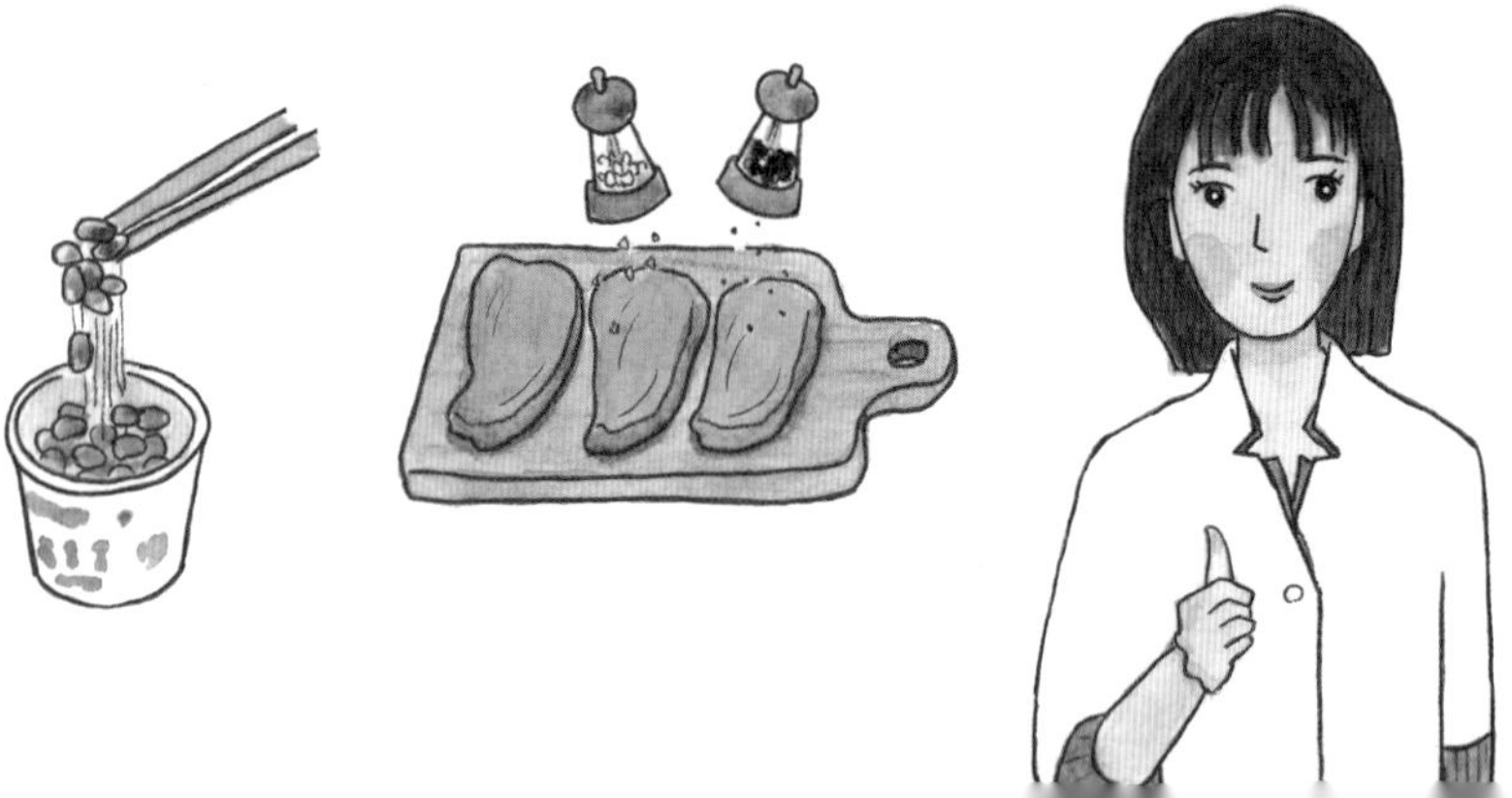

ぼらさんにもぴったりです。

ずいぶん前からコストコファンだった私

そんな私ですが、さまざまなところでお伝えしているように、コストコでお買い物するのが大好き！　コストコといえば大容量かつジャンキーなイメージがあるかもしれませんが、**実は瞬食ダイエット向きの食材がたくさんあります**。

本書では、コストコで売られている人気商品の中から、特に使いたい食材を厳選し、それを使ったダイエット料理の作り方をご紹介しています。おいしくてボリュームのあるレシピが盛りだくさんなので、きっと満足してもらえると思います。

生きることは食べること。キレイにやせる秘訣も食べることにあります。

みなさんが、本書を使ってラクをしながらおいしく楽しくやせられるよう願っています！

保健師・ダイエット講師　松田リエ

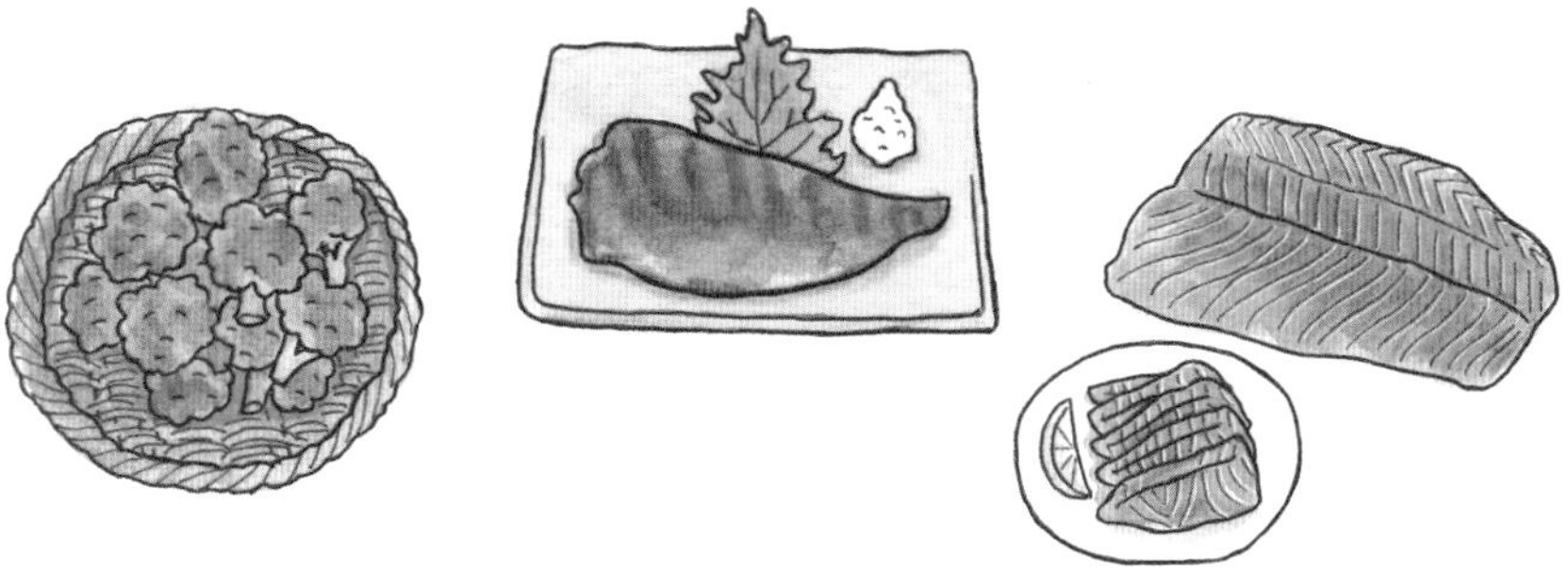

コストコ×ダイエットが最強な理由

コストコの魅力は、なんといってもコスパのよさ！ 商品を大量に仕入れて段ボールのまま陳列することで、管理や陳列にかかる人件費などを削減し、おいしい食材を低価格で買うことができるのは、すでに多くの人がご存じだと思います。

早くやせたいと焦って「これだけ食べればやせる！」という謳《うた》い文句のダイエット食品を食べたり、高いダイエットサプリに手を出したりすると、はじめのうちはやせたとしても継続するのが難しく、商品を買うのをやめた途端リバウンドしてしまうことも少なくありません。ダイエットは続けられてこそ意味があります。その点、**コストコの食材は、品質がよくてコスパのよいものばかり**。冷凍して長期保存ができるものが多く、食材を余らせる心配もありません。

そして何より、ダイエット中にぴったりな食材がたくさん！　コストコの

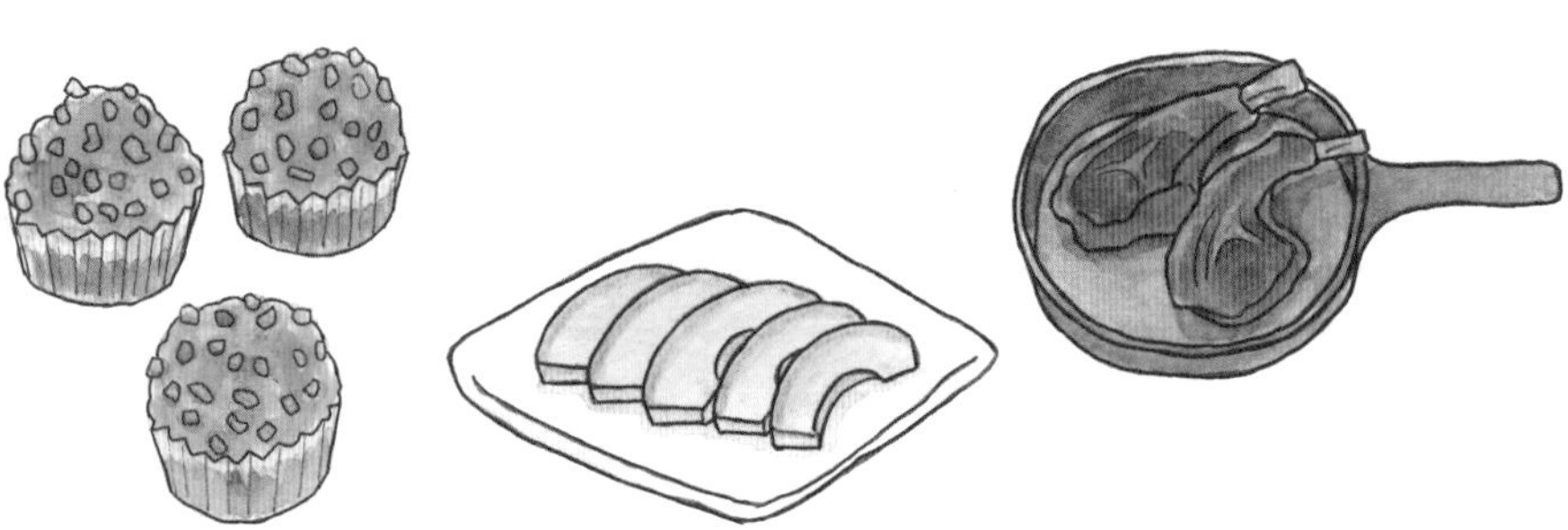

大ヒット商品である「さくらどり」や「アトランティックサーモン」「塩さばフィレ」はいずれも高たんぱく低糖質で、健康的にやせるため積極的に食べたい食材です。特に、「アトランティックサーモン」や「塩さばフィレ」は、たんぱく質が摂れるだけでなく、意識して摂りたい良質な脂質もたっぷり含んでいます。そのほかにも、コストコには**キレイにやせるために食べたい食材がたくさんあります**。

さらにコストコがダイエットに向いている理由のひとつは、そのお手軽さ。コストコの商品は「量が多くて扱いにくそう……」というイメージを持たれがちですが、個包装になっていたり、チャック付きの袋になっていて、必要な分だけをすぐに取り出せたりと、使いやすい工夫がされているものがたくさんあります。

コスパ◎で使い勝手がよく、味も抜群なので、ダイエットを継続することができるというわけです。

本書では、数あるコストコ食材の中から、**特においしくてダイエットに向いている最強食材を16品厳選し、その食材を使ったレシピを多数ご紹介しているので、ぜひ参考にしてください。**

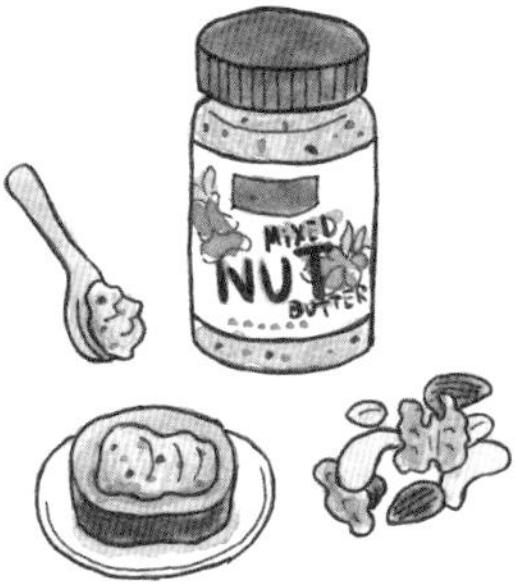

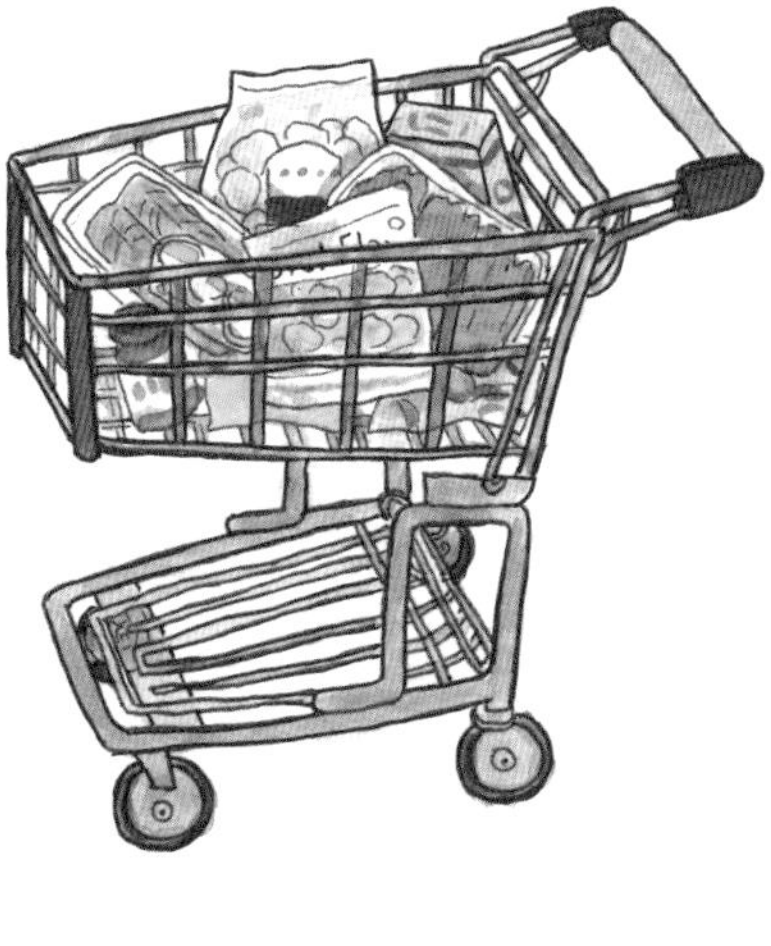

松田リエのおすすめ16品

詳しくは P.40

ラム フレンチラック

L−カルニチンパワーで
脂肪燃焼ボディに

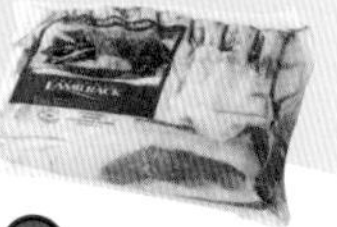

詳しくは P.14

さくらどり むね肉

高たんぱく低糖質で
ダイエット中の強い味方

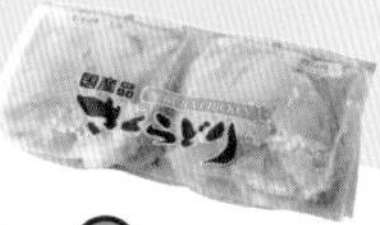

詳しくは P.48

アトランティック サーモン

良質な脂質と抗酸化作用で
キレイをサポート

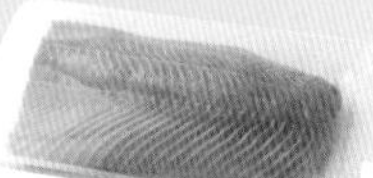

詳しくは P.20

さくらどり ひき肉

むね肉100%！
パラパラしていて
使いやすい

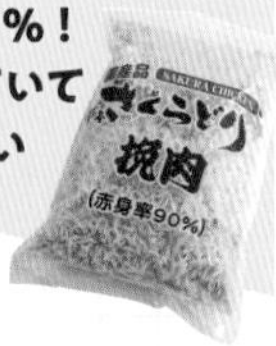

詳しくは P.54

生パンガシウス

アレンジしやすい！
注目のダイエット新食材

詳しくは P.26

三元豚 ヒレ肉

ビタミンB_1が
糖質の代謝を促進！

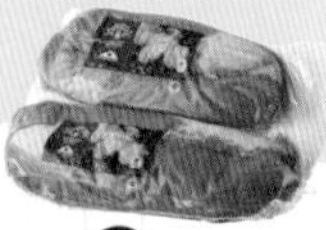

詳しくは P.60

シーフード ミックス

美肌と美髪へ導き
女性ホルモンもパワーアップ

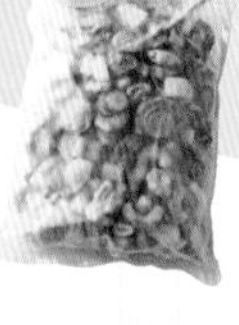

詳しくは P.34

ビーフ肩ロース 焼肉用

ダイエット中も
ガッツリお肉で鉄分もGet！

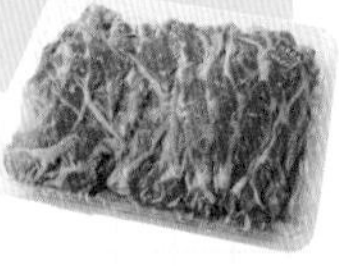

Rie's Recommend

詳しくは P.92

ブロッコリー

ダイエットを支える
緑の下の力持ち

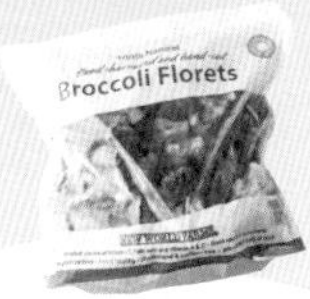

詳しくは P.96

納豆

発酵パワーと食物繊維で
腸内環境を改善！

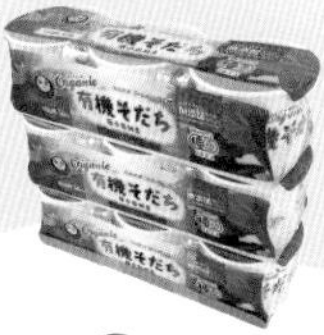

詳しくは P.100

おから パウダー

小麦粉代わりに使って
手軽に糖質オフ

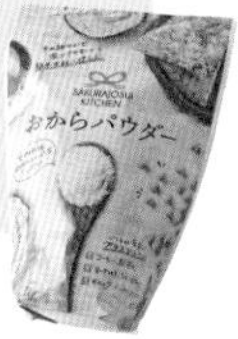

詳しくは P.104

オートミール

食物繊維＆ビタミンB_1たっぷり。
腹持ちも抜群

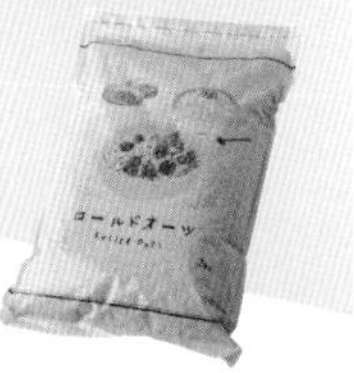

詳しくは P.68

塩さば

オメガ3脂肪酸たっぷりで
血流改善＆代謝アップ！

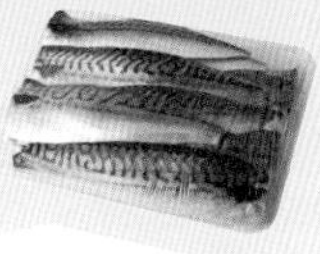

詳しくは P.74

冷凍アボカド スライス

皮や種の下処理不要！
長期保存もOK

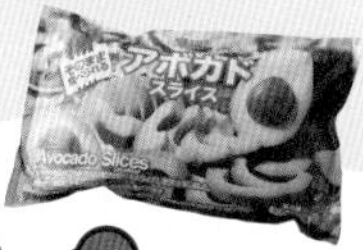

詳しくは P.78

ミックスナッツ バター

砂糖＆添加物不使用で
使い勝手抜群!

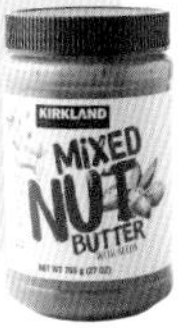

詳しくは P.86

モッツァレラ チーズ

たんぱく質とカルシウムが
一度に摂れる

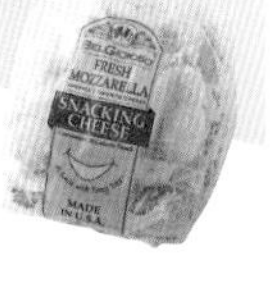

※本文中の商品名、内容量等は、変更となる場合がございます。

Before

体重

53kg

体脂肪率

31%

ダイエットとリバウンドをくりかえす日々……。

食べてやせる！ 12kg ダイエットヒストリー

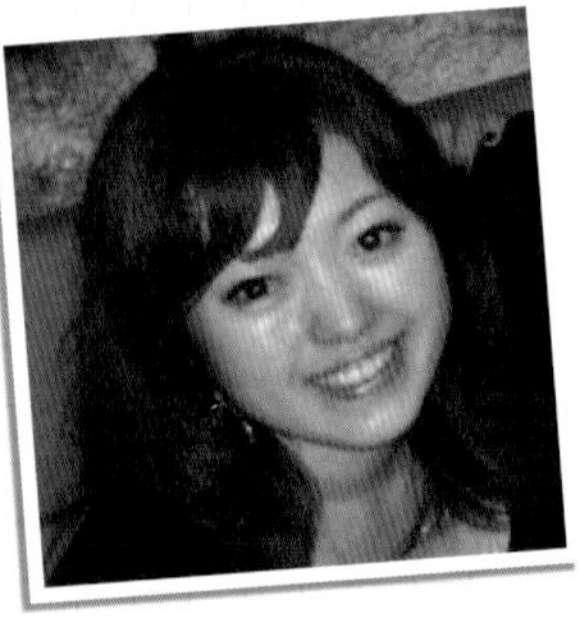

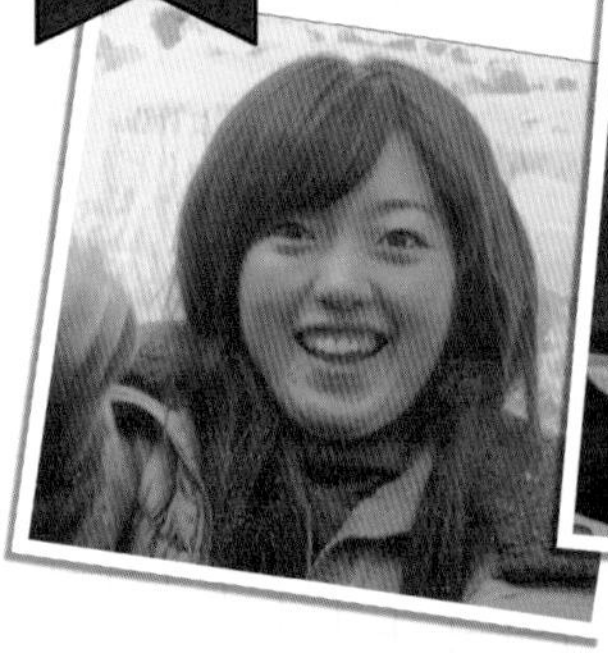

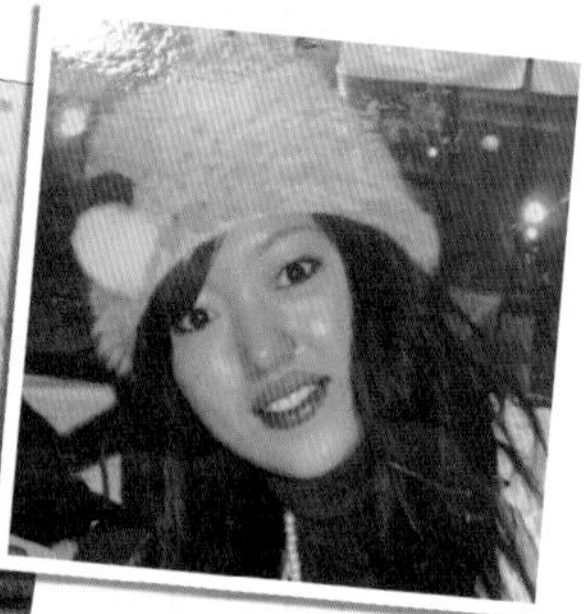

今ではダイエット講師として多くの人にダイエット指導をしている私ですが、元々はやせては太るをくり返す、筋金入りのダイエッターでした。そんな私が、「食事改善」の重要性に気がついたのが27歳の頃。保健師という仕事に転職し、食事の質を見直すことで、1日3食しっかり食べながら1年で12kgの減量に成功！ それから10年ほどたった今も、153cm・41kgという体型を無理なく維持できています。

今年は第二子を出産。出産時の体重は妊娠前より＋9kgありましたが、その後は3食しっかり食べながら、産後20日で元の体重に。産後太

2回の出産後も体重をキープ！

After

体重

41kg **-12kg**

体脂肪率

21% **-10%**

（身長153cm）

産後5ヶ月

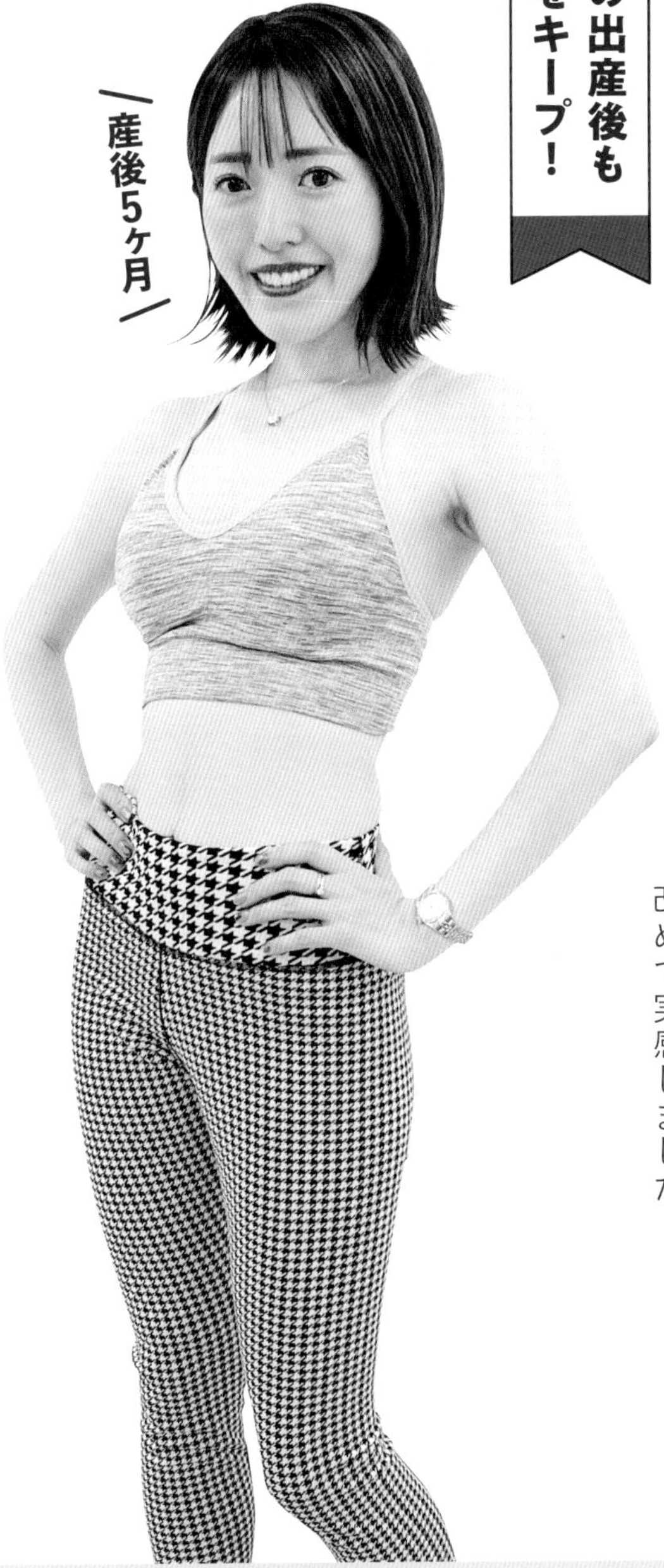

りに悩むことなく元の体型に戻すことができたのは、普段から続けている食生活の賜物。一度やせる食習慣が身につけば、多少食べ過ぎたり、妊娠などで一時的な体型の変化があったりしても大丈夫ということを改めて実感しました。

CONTENTS

第4章 “罪悪感ゼロ”おつまみを食べましょう …… 83

第1章

お肉で瞬食！

たんぱく質をしっかり摂りましょう

MEAT

さくらどり むね肉

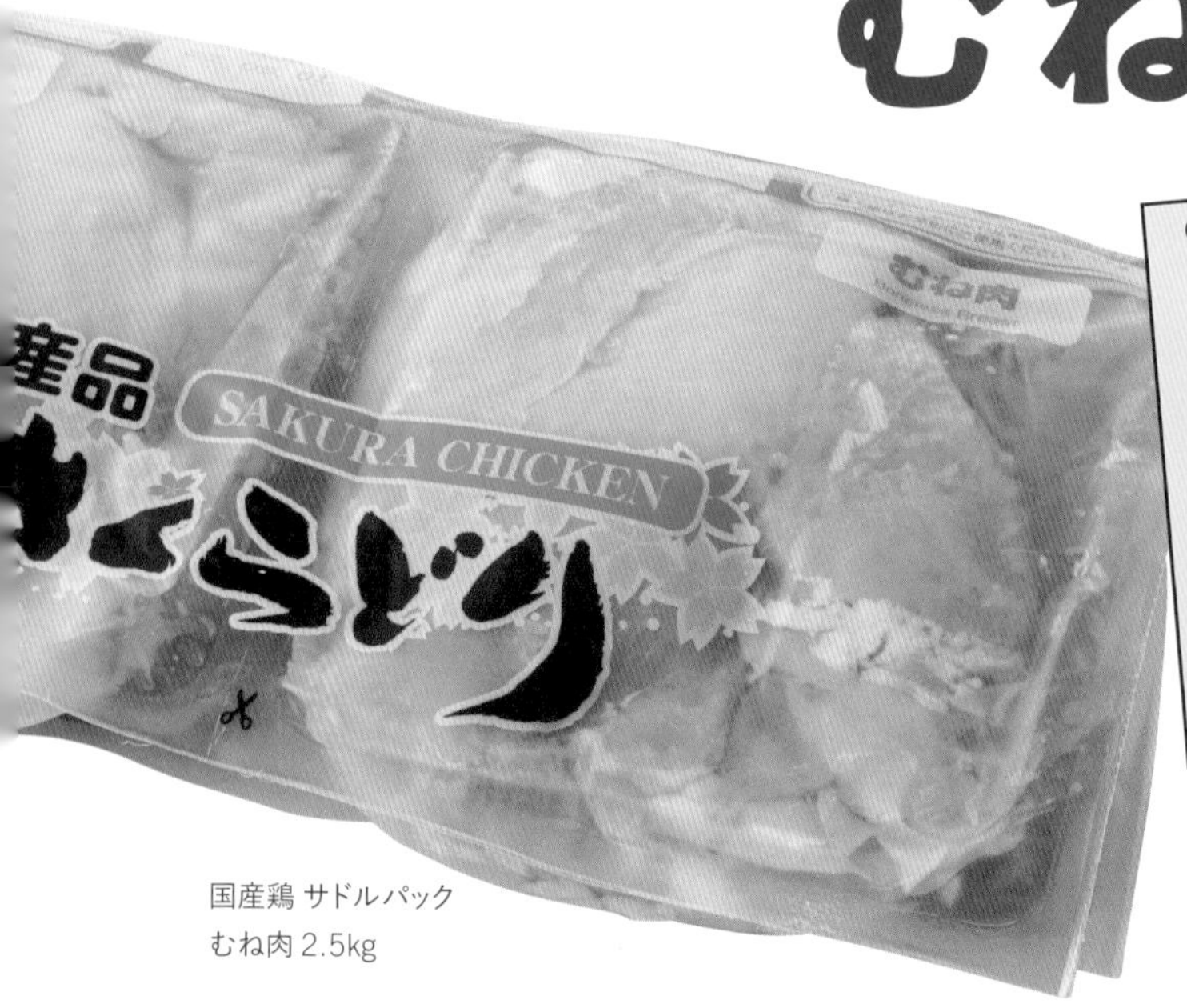

国産鶏 サドルパック
むね肉 2.5kg

切り取り線で 4つに分けられて 使いやすい！

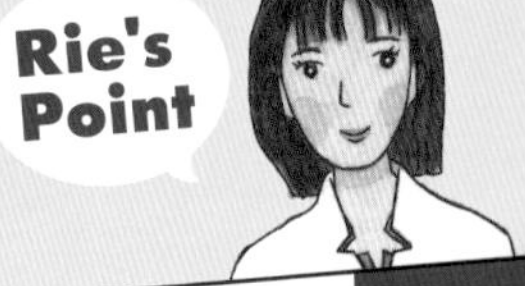

ヘルシーなイメージのある鶏肉の中でも、**脂質が少なく、最もダイエット向きの食材として知られる鶏むね肉。**しかし、繊維質でパサパサしているのが苦手な人も多いのではないでしょうか？ そんな方におすすめしたいのが、「さくらどりむね肉」です。**むね肉とは思えないほどパサパサ感が少なく、柔らかいのでおいしく食べることができます。**２・５kgという大容量で販売されていますが、4パックに分かれていて、パックは切り取り線で分けられるので、使いやすく保存がしやすいのもうれしいポイントです。

Point 1

高たんぱくで低糖質＆低脂質

筋肉を作るもととなるたんぱく質が豊富に含まれているので、食べることで基礎代謝がアップ！ 太りにくくやせやすい体が手に入ります。また、皮を除けば太る原因となる脂質もだいぶカットされます。カロリー（皮なし）も、100gあたり約100kcalと低いので、ダイエット中の強い味方。積極的に食べたい食材のひとつです。

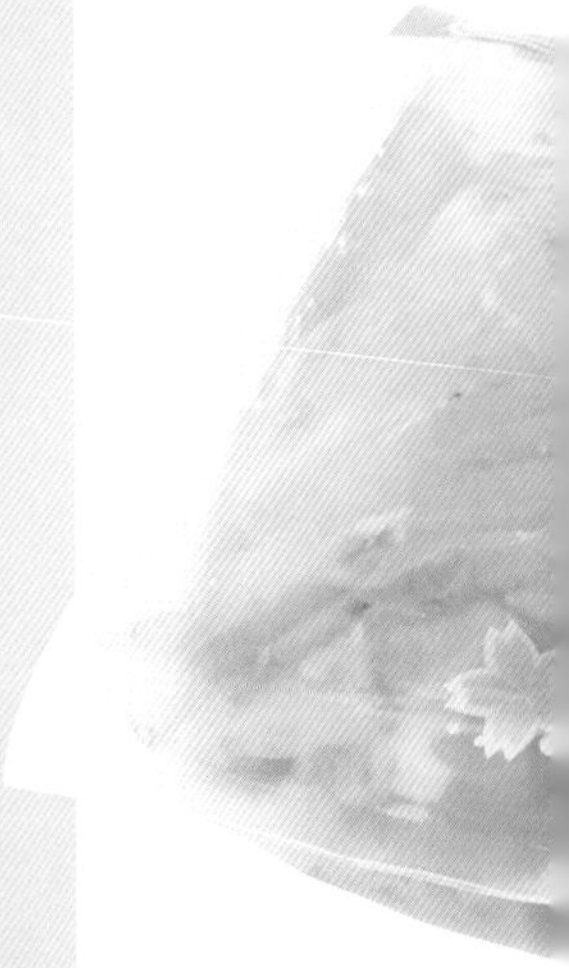

Point 2

ビタミンEが
通常の鶏肉の約3倍！

鶏の飼料はトウモロコシが使われるのが一般的ですが、コストコで販売されているさくらどりは、その代わりに、マイロや米などを主体にビタミンEを強化した飼料を与えられています。そのため、さくらどりのビタミンEの含有量は、通常の鶏肉の約3倍！ ビタミンEには強い抗酸化作用があるので、老化を防いでキレイにやせるのを助けてくれます。

Point 3

疲れた日の
疲労回復にも効果大

鶏肉に含まれるイミダペプチドには、体内で発生して細胞にダメージを与え、あらゆる病気の引き金となる活性酸素を抑え、疲労回復を促す働きがあります。疲れたときに食べるのはもちろん、運動の前後に食べるのもおすすめ。運動後の疲労を回復しながら、効率的に筋力アップを図ることができます。

※一部の倉庫店では、「ふじ美どり」を取り扱っています。

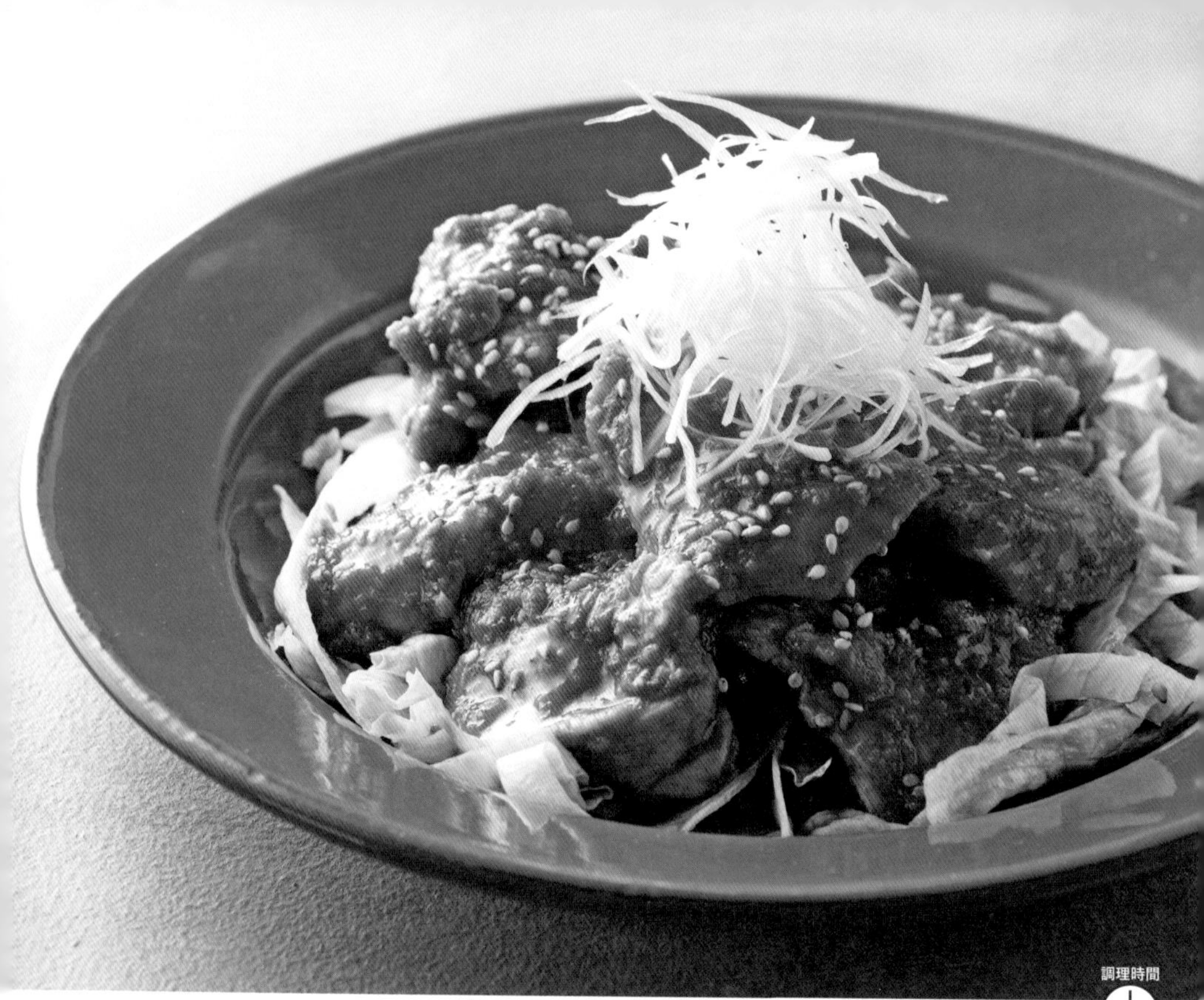

調理時間
15分

ヤンニョムチキン

余熱で火を通すことでお肉しっとり！
こってり甘辛ダレでむね肉の淡白さをカバー

エネルギー	たんぱく質	糖質
130 kcal	15.3 g	1.7 g

（1人分あたり）

材料（4人分）

鶏むね肉……1枚（約300g）
レタス……大2枚程度
塩・こしょう……各少々
片栗粉……小さじ1

A
コチュジャン・すりごま（白）……各大さじ1
にんにく・しょうが（すりおろし）……各10g
しょうゆ……小さじ2
ごま油……小さじ1
煮切りみりん※……小さじ1/2

炒りごま（白）、白髪ねぎ……各適量

※調理時間や調理温度は目安です。
※1カップは200mℓ、大さじ1は15mℓ、小さじ1は5mℓを表します。
※肉、魚などのグラム数はコストコ商品の内容量に合わせています。
※砂糖の代用として煮切りみりんを主に使用しています。

※煮切りみりん
本みりん200mℓを耐熱容器に入れ、ラップをせずに電子レンジ（600W）で7〜8分加熱したもの。冷蔵で2〜3日保存可能。

作り方

1

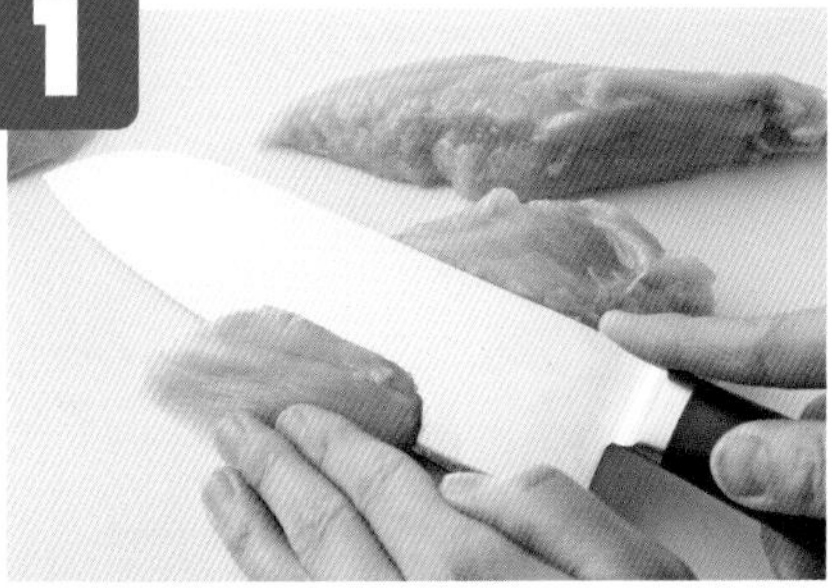

鶏肉をひと口大に切ってポリ袋に入れ、塩・こしょうをふり、片栗粉を全体にまぶす。Aを大きめのボウルに入れて混ぜ合わせておく。

Point

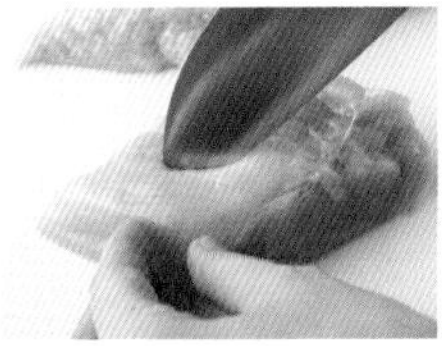

鶏肉の身の厚い部分は、包丁で切り込みを入れると火が通りやすい。

2

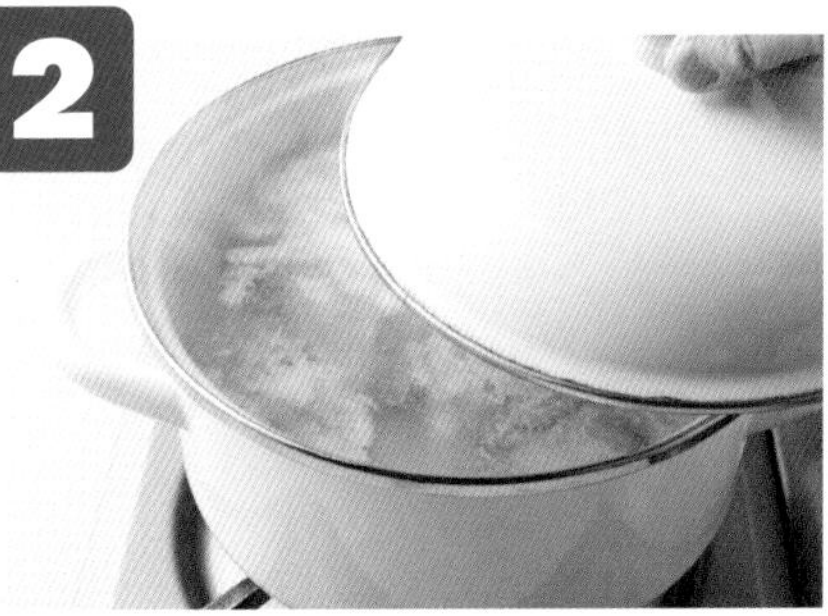

鍋にたっぷりの湯を沸かし、1の鶏肉を入れて再沸騰したら3分ゆでる。蓋をしてそのまま5分放置し、中まで火を通す。

3

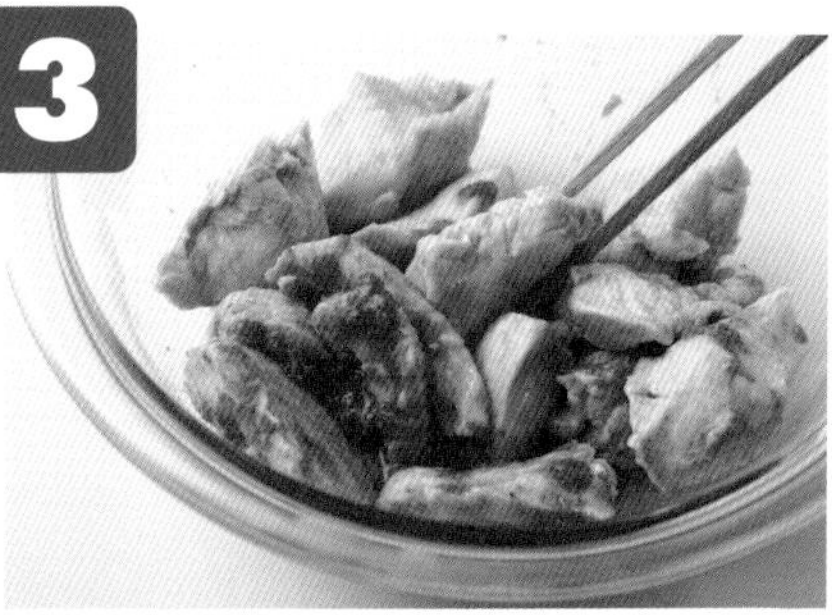

鶏肉が熱いうちに、1のボウルに入れて混ぜ合わせる。太めの細切りにしたレタスとともに器に盛る。炒りごまを散らし、白髪ねぎをのせる。

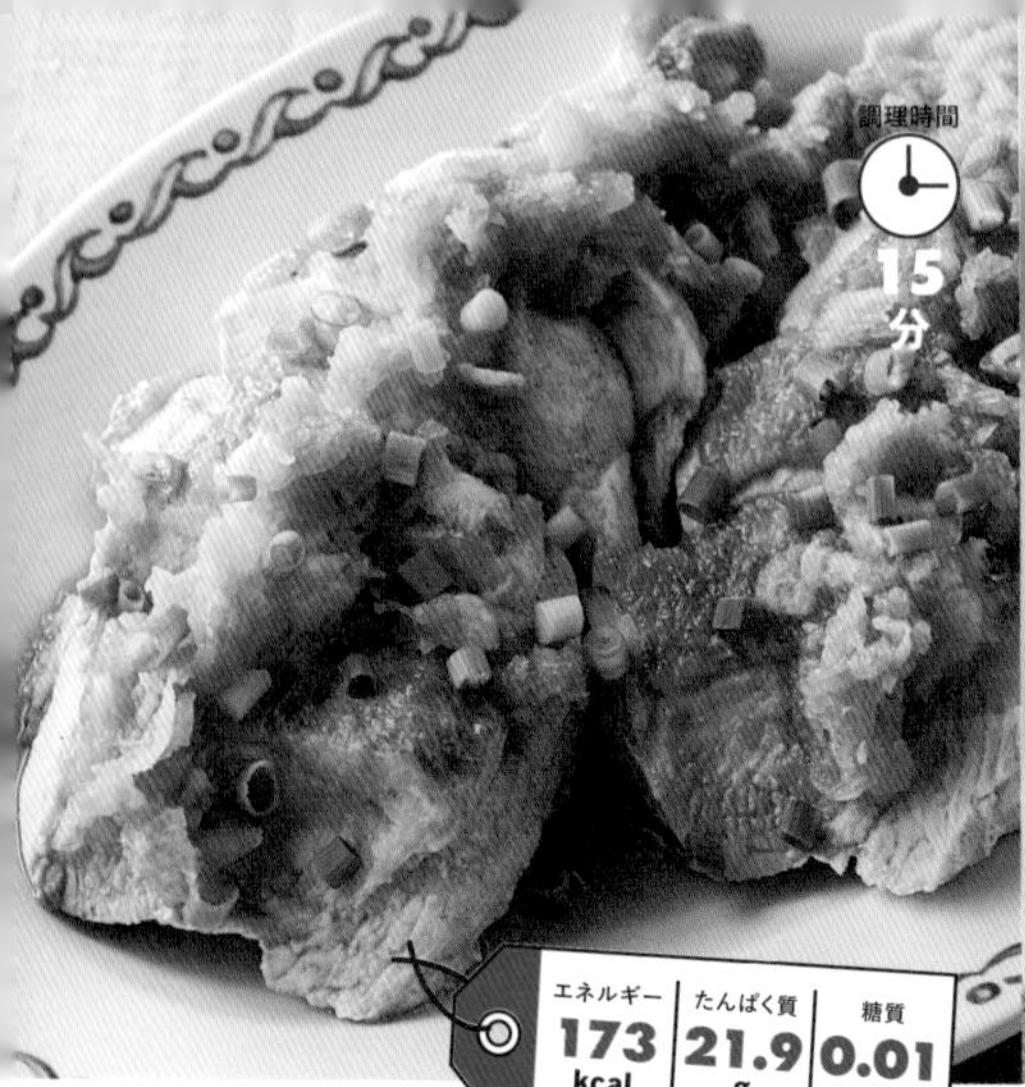

チキンソテー

大根の消化酵素が代謝を促し、
ダイエット効果がアップ！

材料（4人分）

鶏むね肉…… 小2枚（約500g）
大根…… 150g
塩…… 小さじ1/2
こしょう…… 少々
ポン酢しょうゆ※ …… 大さじ1と1/2
小ねぎ（小口切り）…… 適量

作り方

1. 鶏肉の皮をとり、塩・こしょうをまぶす。大根をすりおろして水気をきり、ポン酢しょうゆと合わせてタレを作る。
2. 熱したフライパンに鶏肉を入れて両面を焼く。焼き色がついたら水大さじ3（分量外）を入れて蓋をし、弱めの中火で5分蒸し焼きにする。火を止めてそのまま5分ほどおき、蒸らして中まで火を通す。
3. 鶏肉を厚めに切って器に盛り、1のタレをかける。小ねぎを散らす。

※ポン酢しょうゆ
しょうゆ大さじ6、りんご酢大さじ4、レモン汁大さじ2を混ぜ合わせたもの。冷蔵で1か月保存可能。

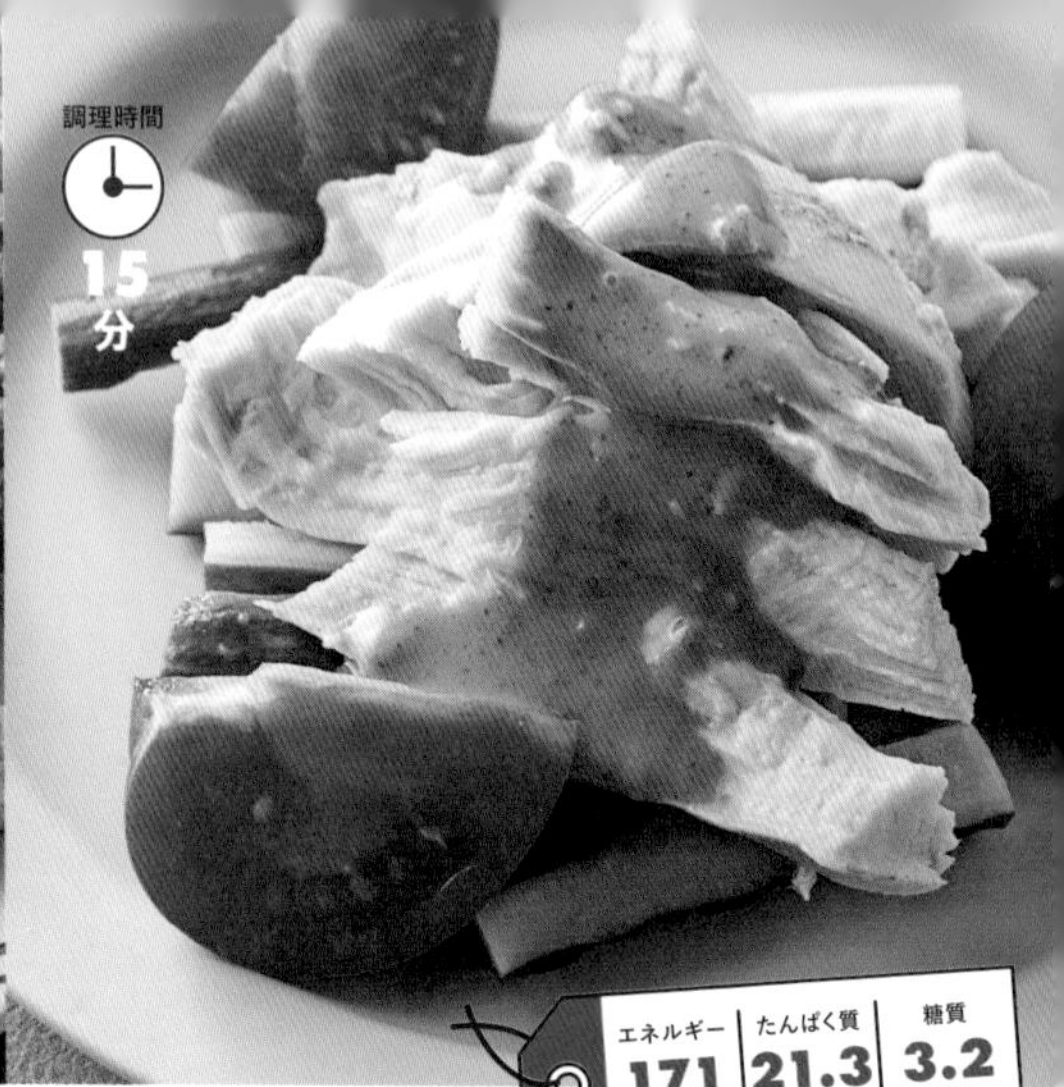

バンバンジー

大きい鶏むね肉も
コツさえ押さえればレンジでしっとり

材料（4人分）

鶏むね肉…… 1枚（約400g）
きゅうり…… 1本　**トマト**…… 1/2個

A
酒…… 小さじ2
塩…… 小さじ2/3　**こしょう**…… 少々

B
練りごま（白）…… 大さじ1
ミックスナッツバター（P78参照）…… 大さじ1
ポン酢しょうゆ※ …… 大さじ1
煮切りみりん（P16参照）…… 小さじ2

作り方

1. 鶏肉の皮をとり、Aをもみ込んで肉の細くなっている部分を内側に折りたたむようにして耐熱容器に入れる。
2. 耐熱容器を密封しないようにふんわりとラップをかけ、電子レンジ（600W）で5分加熱する。加熱後、5分放置して中まで火を通す。手で触れる程度まで冷めたら大きめに割く。
3. きゅうりを縦半分に切る。スプーンなどで種を軽く除き、上からたたいて食べやすい大きさに切る。トマトは食べやすい大きさに切る。2とともに皿に盛り、混ぜ合わせたBをかける。

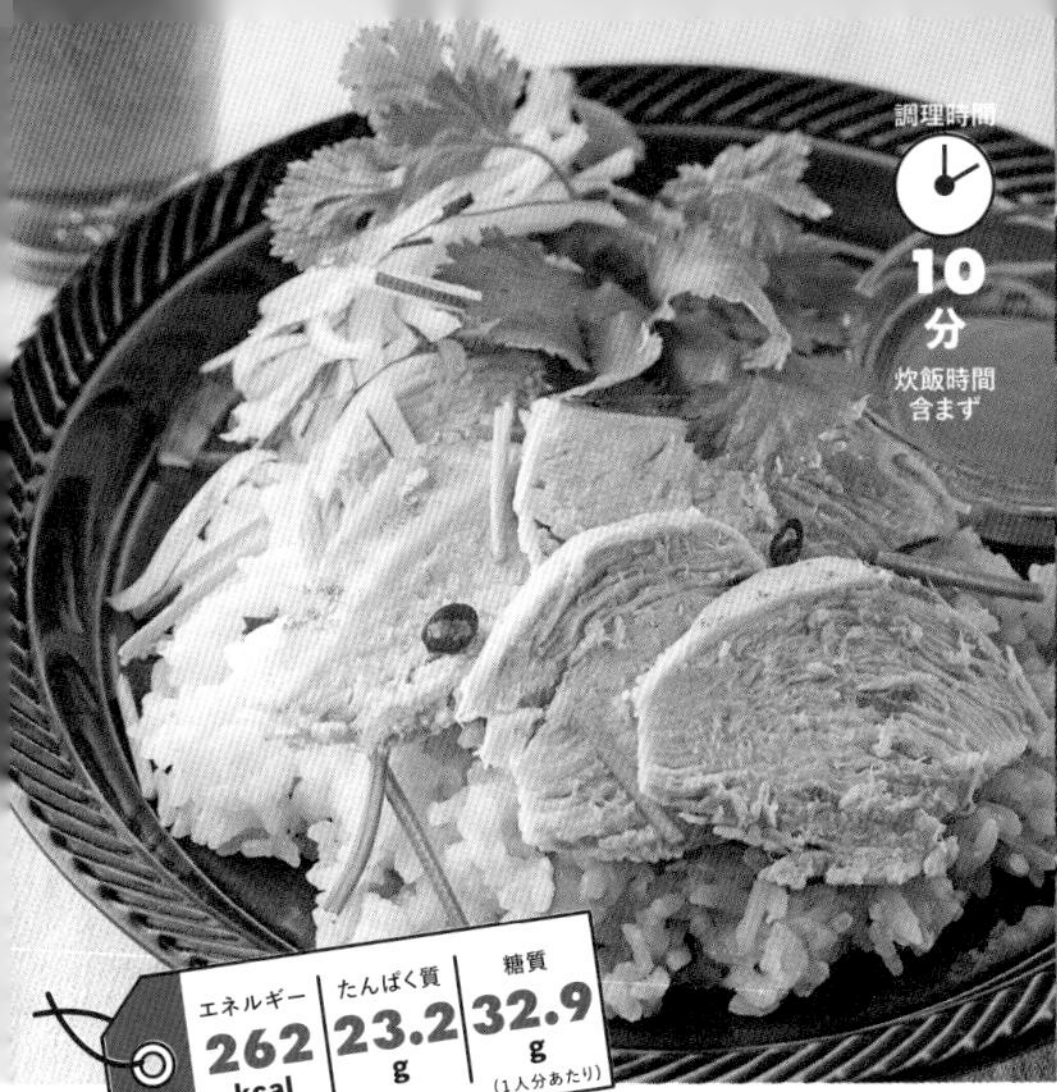

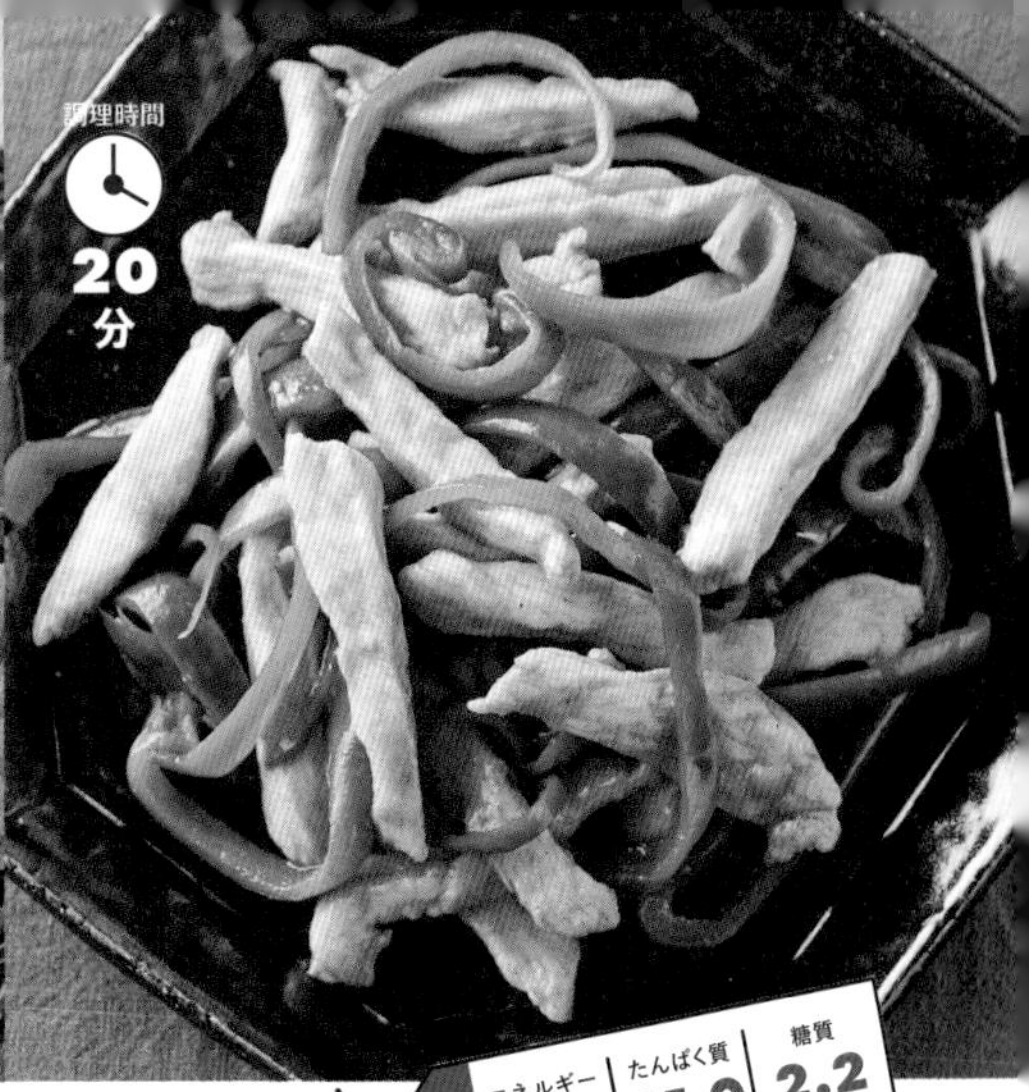

エネルギー 262 kcal　たんぱく質 23.2 g　糖質 32.9 g（1人分あたり）

カオマンガイ

ご飯ものもカリフラワーライスで
カロリー＆糖質オフ

使ったのはコストコのこれ！

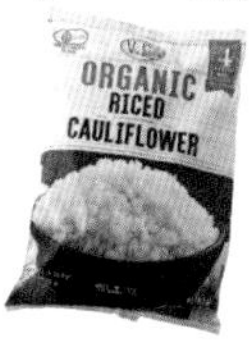

材料（4人分）

米 …… 1合
カリフラワーライス …… 300g
鶏むね肉 …… 1枚（約400g）
塩 …… 小さじ1/3
こしょう …… 少々　**しょうが（すりおろし）** …… 10g
長ねぎ（青い部分・香りづけ用） …… 10cm
A
ナンプラー・ライム汁（またはレモン汁） …… 各大さじ2
煮切りみりん（P16参照） …… 大さじ1
輪切り唐辛子 …… 少々
紫玉ねぎ・パクチー …… 各適量

作り方

1. 鶏肉の皮をとって塩・こしょうをふり、しょうがをもみ込む。長ねぎをぎゅっとひねるように絞り、香りを出しておく。
2. 炊飯釜に洗った米と1合の線までの水を入れ、1をのせて普通炊飯する。カリフラワーライスを袋の表示通りに解凍する。
3. カリフラワーライスを混ぜたご飯に、食べやすい大きさに切った鶏肉をのせる。混ぜ合わせたAを別皿で添え、薄切りにした紫玉ねぎ、ざく切りにしたパクチーを添える。

エネルギー 118 kcal　たんぱく質 15.0 g　糖質 2.2 g（1人分あたり）

鶏肉のチンジャオロース

鶏むね肉で叶う、
食べごたえのある本格中華

材料（2人分）

鶏むね肉 …… 1/2枚（約150g）
ピーマン …… 3個　**塩・こしょう** …… 各少々
酒 …… 小さじ1/2　**片栗粉** …… 小さじ1弱
A
水 …… 大さじ1
オイスターソース …… 大さじ1/2
ごま油 …… 小さじ1

作り方

1. 鶏肉を繊維に沿って7mm幅のそぎ切りにし、さらに細切りにする。塩・こしょう、酒、片栗粉をまぶす。
2. ピーマンを鶏肉と同じ大きさの細切りにする。
3. フライパンにごま油を熱し、鶏肉を炒める。色が変わってきたらピーマンを加え、さらに炒める。油が全体に回ったらAを加えて全体にからませる。

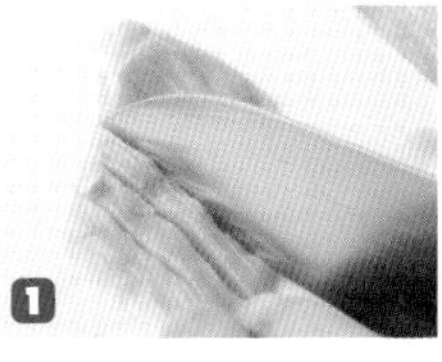

肉の繊維を意識して切ることで、パサつきを防ぐことができる。

さくらどり ひき肉

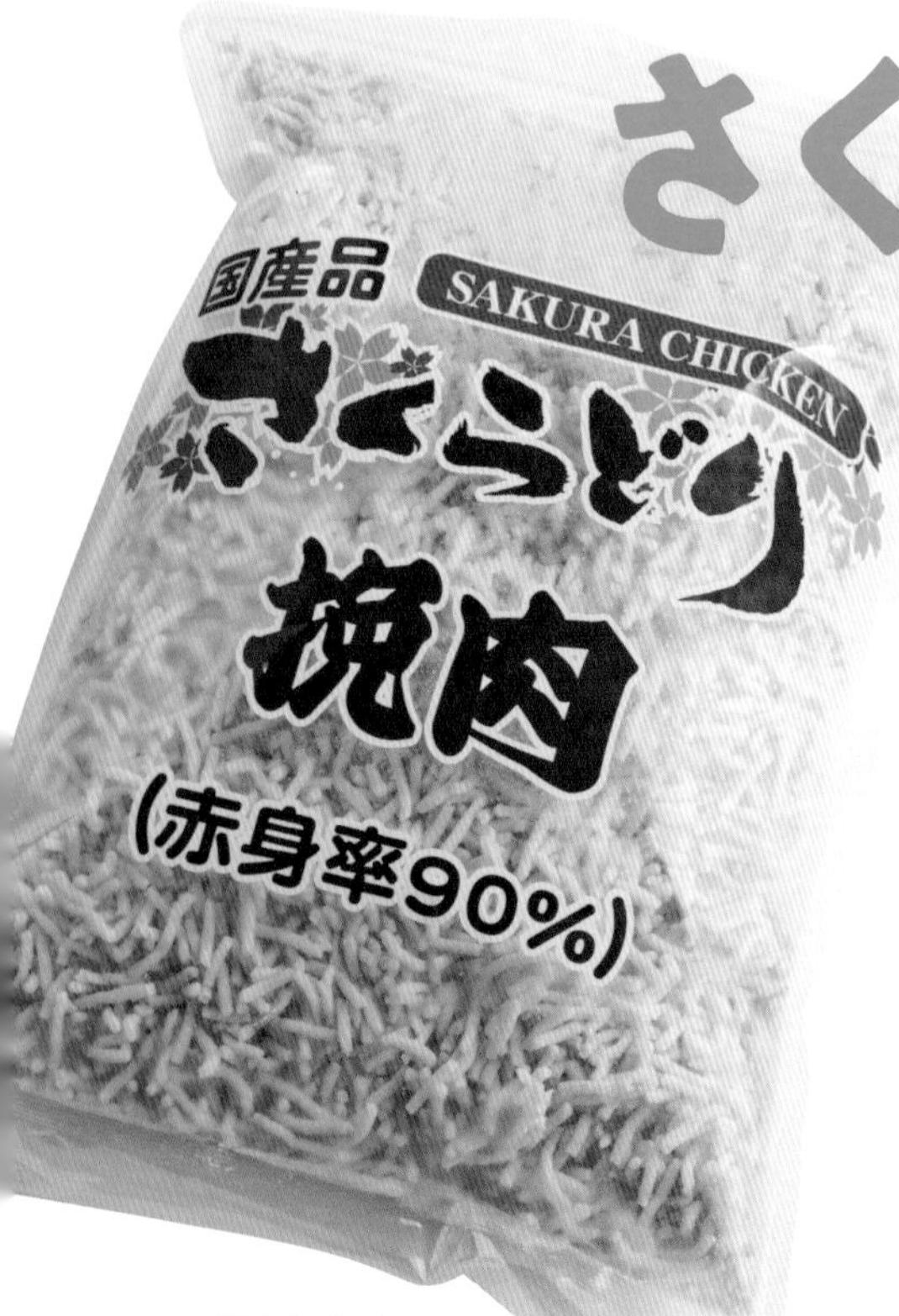

国産 さくらどり
挽肉 2kgパック

パラパラしていて
使いやすい。
ずっしり2kg入り！

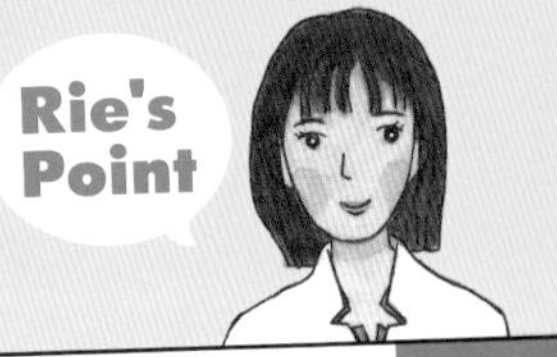

コストコで人気の「さくらどりむね肉」をひき肉にした商品。冷凍された状態で販売されています。大きいと使いにくいと思われるかもしれませんが、**パラパラしているので使いたい分をパッと取り出すことができ**、ジップ付きの袋になっているので、小分けにして保存するなどの手間もかかりません。しかもすぐに解凍できるので、**炒め物で使うなら冷凍のまま直接フライパンに入れてもOK**。「ちょっとたんぱく質が足りないな」というときに、料理にプラスして手軽にたんぱく質を摂ることができます。

Point 1

むね肉100％でヘルシー

多くのスーパーでは鶏ひき肉といえばももやむねを合わせた肉が主流ですが、コストコの「さくらどり挽肉」は、すべて鶏むね肉を使用しています。赤身率が90%、カロリーは100gあたり145kcalと、混合のひき肉に比べて脂質もカロリーも低め。それでいてたんぱく質はしっかり摂取できるので、ダイエット中におすすめです。

Point 2

パラパラしていて使いやすい

冷蔵で売られているひき肉をそのまま冷凍すると、ひき肉が固まってしまい、解凍するのもひと苦労……。しかしコストコのひき肉は、バラ凍結というパラパラの状態で冷凍されているので、そんな心配がありません。一食分ごとにあらかじめ小分けしなくても、使いたい量をすぐに取り出せるので、少量だけ使いたいときにも重宝します。

Point 3

冷凍のまま
フライパンに入れるだけ！

冷凍のお肉は解凍するひと手間がめんどうに感じてしまうものですが、コストコの「さくらどりひき肉」は、パラパラしているので解凍時間が短くて済むのもうれしいポイント。炒め物として使うなら、冷凍のままフライパンに直接入れるだけでOK。解凍するひと手間がなくなるので、調理時間も短縮できます。

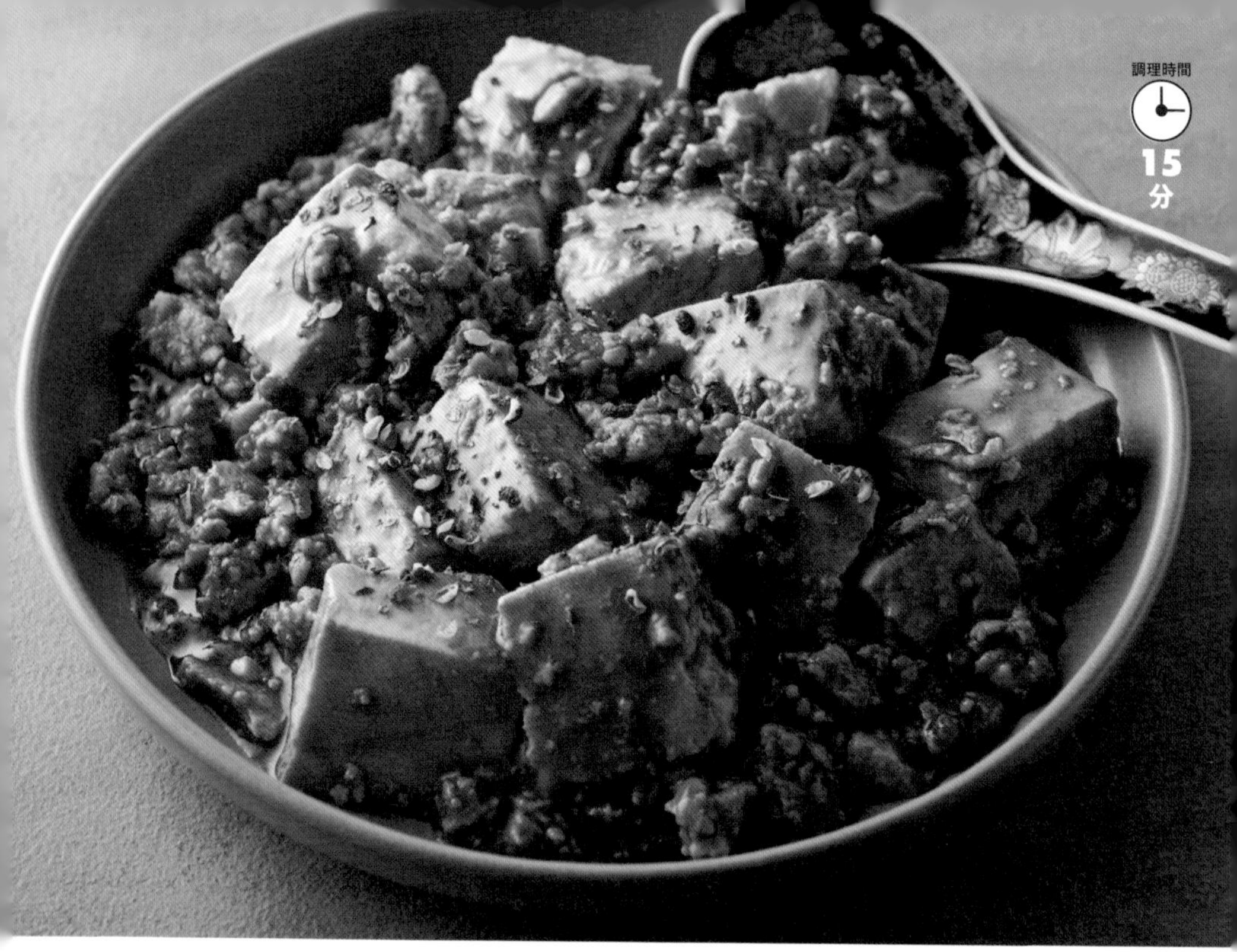

調理時間
15分

鶏マーボー豆腐

しびれる辛さがクセになる
スパイスの力がダイエットをサポート

エネルギー	たんぱく質	糖質
130 kcal	9.4 g	1.5 g

（1人分あたり）

材料（4人分）

- **鶏ひき肉** …… 100g
- **木綿豆腐** …… 300g
- A
  - **ごま油** …… 小さじ1
  - **にんにく・しょうが**（みじん切り） …… 各10g
- **豆板醤** …… 小さじ1/2
- B
  - **水** …… 1/2カップ
  - **鶏がらスープの素**（顆粒）**・片栗粉** …… 各小さじ1
  - **テンメンジャン** …… 大さじ1
  - **しょうゆ** …… 小さじ2
- **ホワジャオ** …… 適量

作り方

1. フライパンにAを入れて炒め、香りが出たら豆板醤を加える。全体がなじんだらひき肉を加え、さらによく炒める。
2. ひき肉に火が通ったら、Bを加える。とろみがつくまで混ぜながら火を通す。
3. 豆腐を塊のまま入れて木べらで崩し、ときどき混ぜながら全体がドロッとするまで煮詰める。ホワジャオをかける。

調理時間
20分

レンジでガパオライス

フライパンを使わずレンジで完結！
この1品で栄養バランスもバッチリ

材料（4人分）

ご飯……300g
カリフラワーライス……300g
鶏ひき肉……200g
パプリカ（赤）……1/2個
玉ねぎ……1個
ナンプラー……大さじ1強
オイスターソース……大さじ1強
卵……4個
バジルの葉……10枚

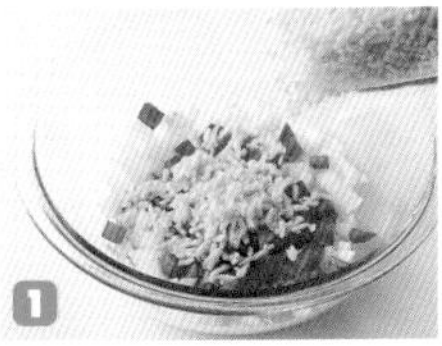
1 ひき肉は凍ったままでOK。パラパラなので使いやすい。

作り方

1 パプリカと玉ねぎを1cm角に切り、ひき肉とナンプラー、オイスターソースとともに耐熱容器に入れて混ぜ合わせる。

2 1にふんわりとラップをかけ、電子レンジ（600W）で5分加熱する。ラップを外してざっくりと混ぜ、再びラップをかけて5分加熱する。バジルの葉をちぎって加える。

3 袋の表示通りに解凍したカリフラワーライスとご飯を混ぜ合わせて器に盛る。2とフライパンで焼いた目玉焼きをのせる。

エネルギー	たんぱく質	糖質
329kcal	17.7g	34.0g

（1人分あたり）

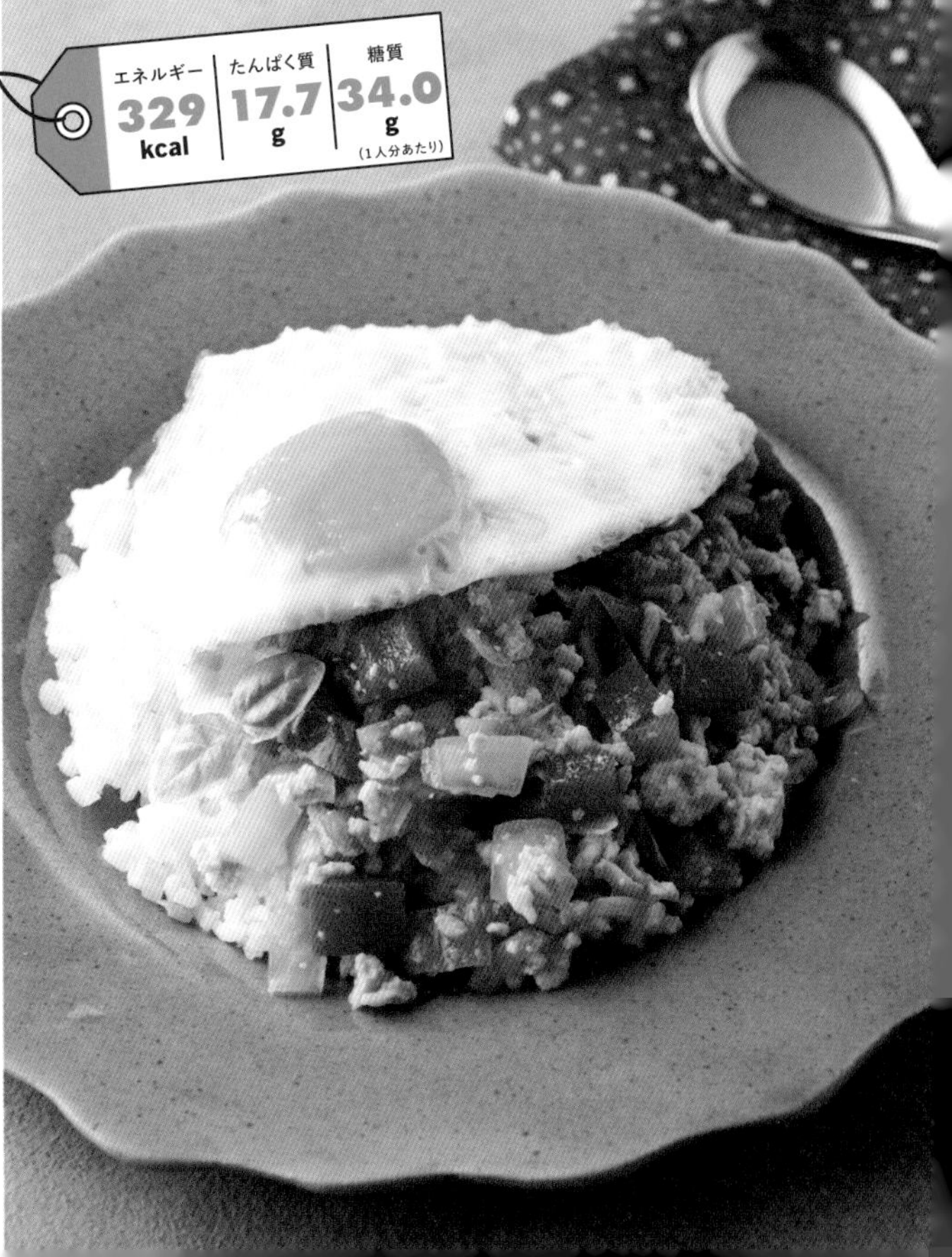

長いも焼き

ビタミン&食物繊維不足を解消
アツアツふわふわを召し上がれ

調理時間 15分

エネルギー	たんぱく質	糖質
392 kcal	24.2 g	26.5 g

(1人分あたり)

材料（4人分）※スキレット（直径16cm）を使用

長いも……300g

A
- **鶏ひき肉**……100g
- **和風だしの素（顆粒）**……小さじ1/2
- **ピザ用チーズ**……30g
- **しょうゆ**……大さじ1　**卵白**……1個
- **煮切りみりん（P16参照）**……大さじ2

卵黄……1個　**小ねぎ（小口切り）**……適量

作り方

1. 長いもの皮をむいてすりおろし、ボウルに入れる。Aを加えてしっかりと混ぜ合わせ、スキレットなどの耐熱皿に流し入れる。
2. 220℃のオーブンで15分ほど加熱する。卵黄をのせ、好みで小ねぎを散らす。

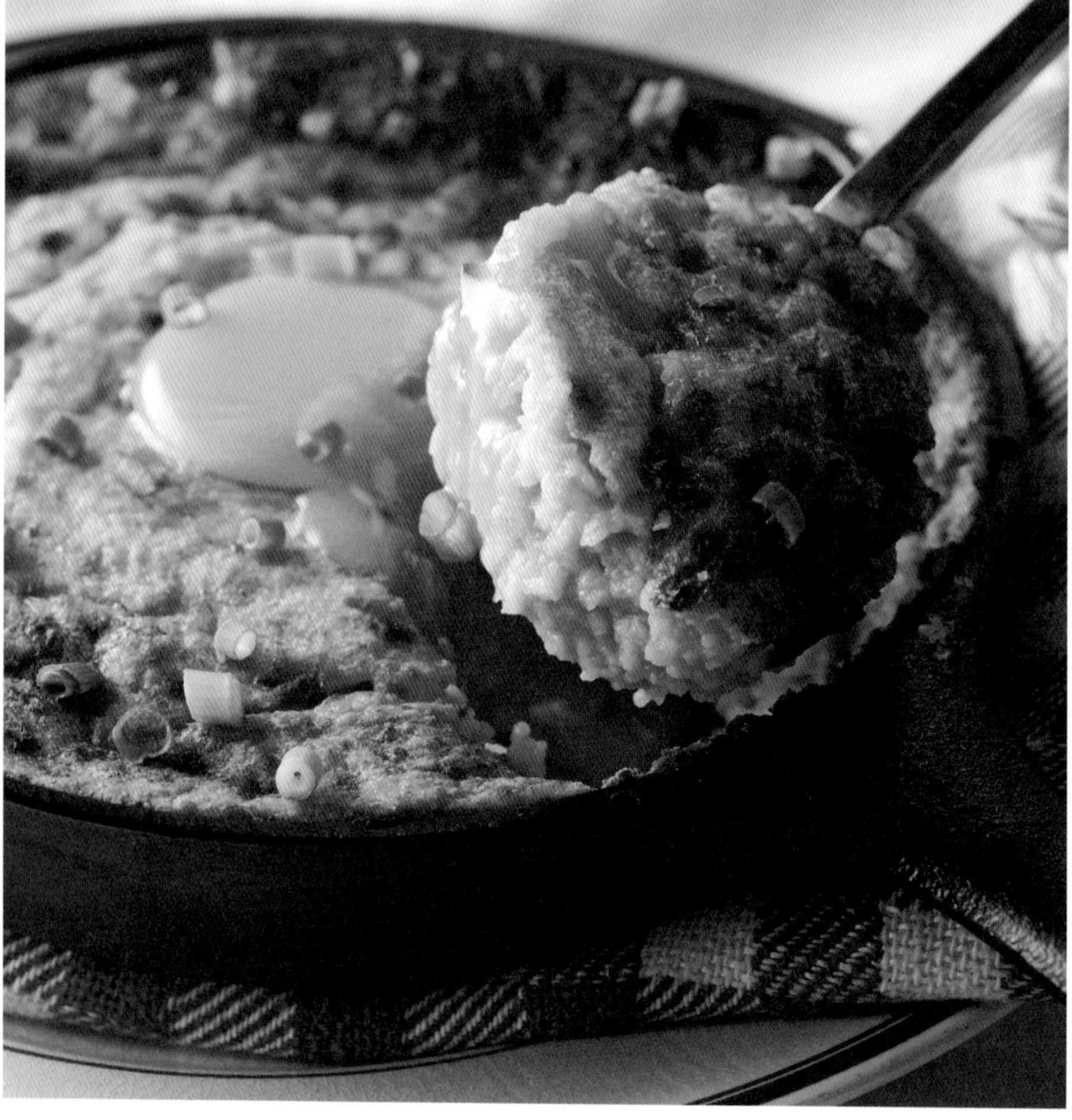

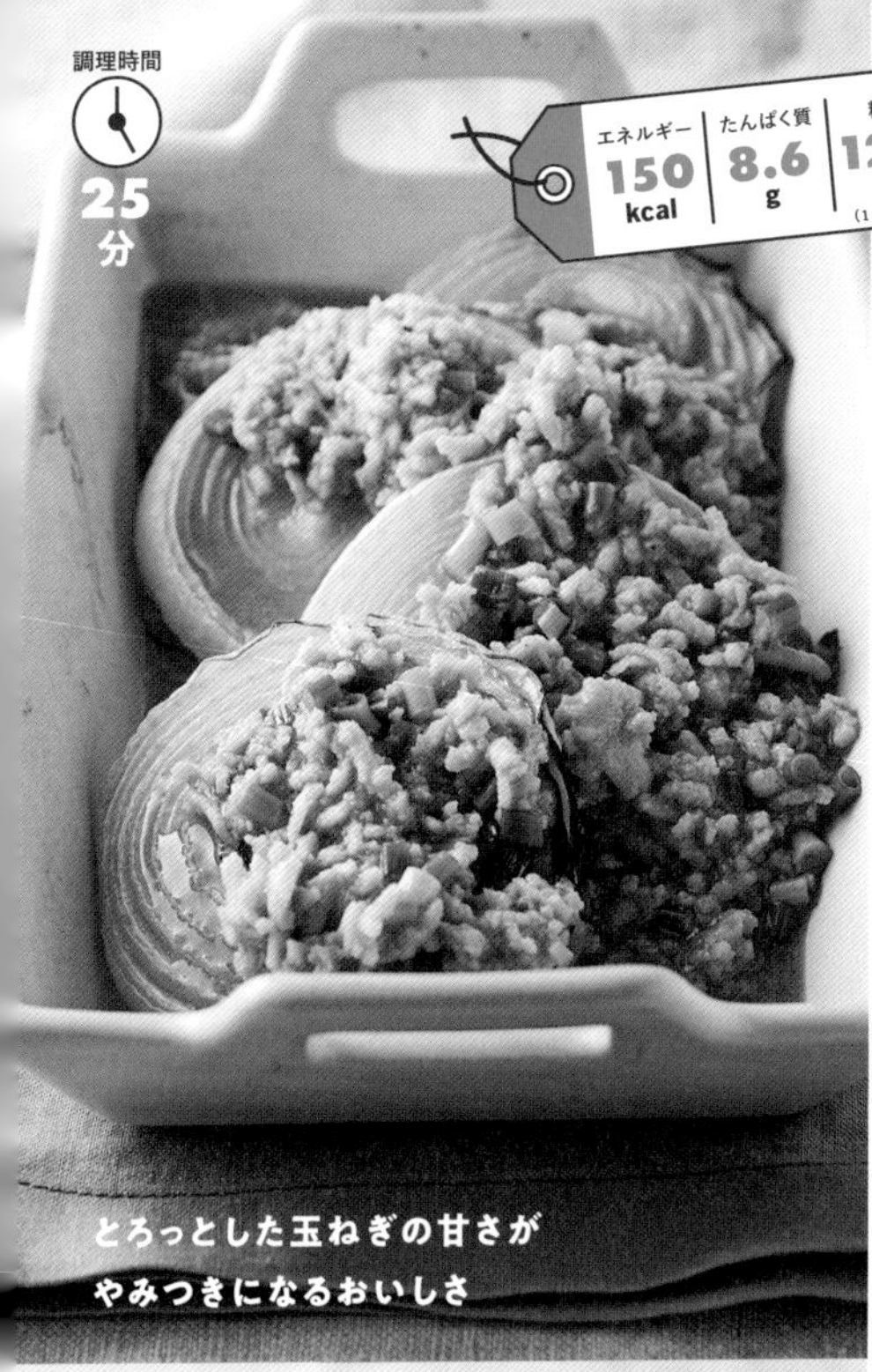

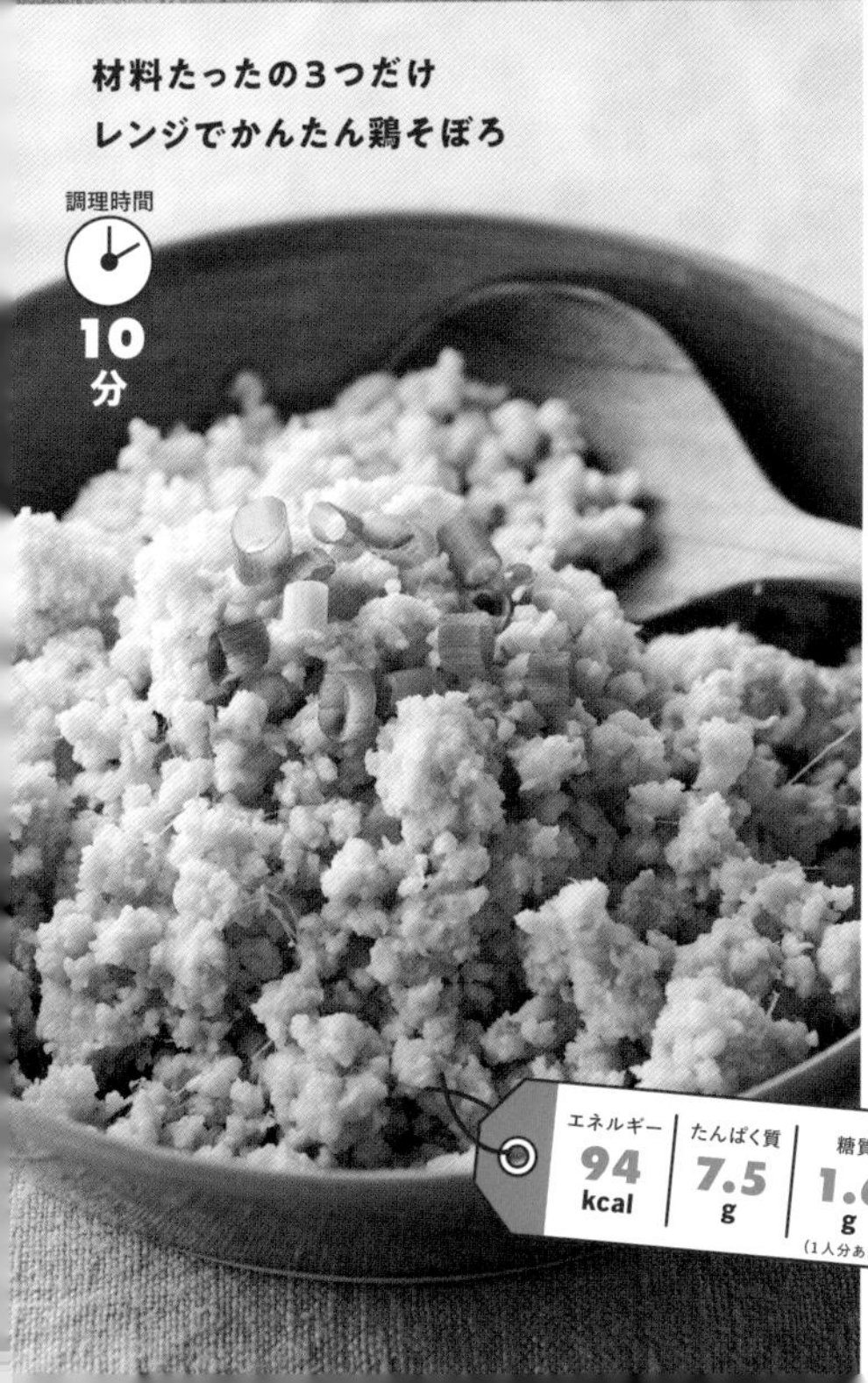

玉ねぎグラタン ひき肉のソース

材料（2人分）

鶏ひき肉 …… 100g
玉ねぎ …… 1個
しょうが（みじん切り） …… 10g

A
- **水** …… 大さじ4
- **煮切りみりん（P16参照）** …… 大さじ1
- **しょうゆ** …… 小さじ2
- **片栗粉** …… 小さじ1/2
- **和風だしの素（顆粒）** …… 少々

小ねぎ（小口切り） …… 2本

作り方

1. 玉ねぎを四等分の輪切りにする。耐熱容器に並べ、200°Cのオーブンで15〜20分加熱する。
2. 小鍋にひき肉としょうがを入れて炒める。
3. 火が通ってきたら2にAを加えて混ぜる。全体にとろみがついたら火を止め、小ねぎを加えて1にかける。

ジンジャー 塩麹そぼろ

材料（作りやすい分量）

鶏ひき肉 …… 200g
塩麹 …… 大さじ1弱
しょうが（すりおろし） …… 20g

作り方

1. 耐熱容器にすべての材料を入れてふんわりとラップをかけ、電子レンジ（600W）で5分加熱する。
2. 1をざっくりと混ぜ、再びラップをかけて2分加熱する。

MEAT

三元豚ヒレ肉

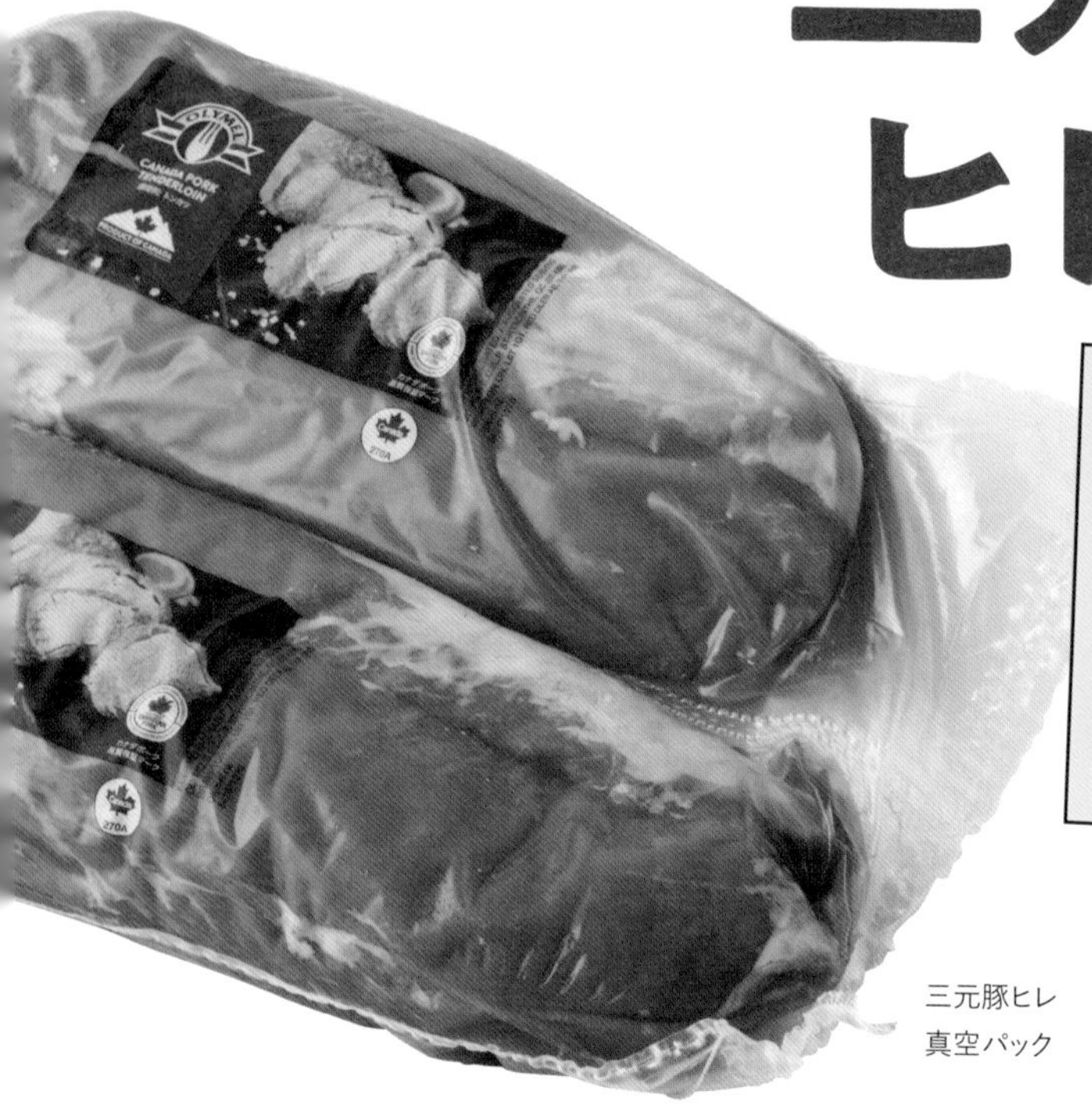

三元豚ヒレ
真空パック

豚だけどヘルシー。
満腹感もアップ！

Rie's Point

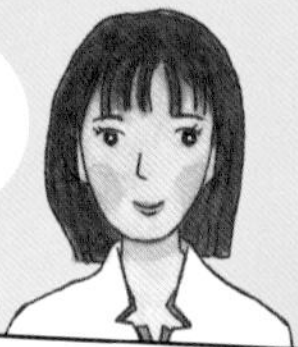

「**脂**こってりの豚肉は、きっと太るに違いない」そう思っている人も多いのではないでしょうか？　豚カツ、酢豚、豚の角煮……。どれも太りそうなイメージがありますよね。しかし、**豚肉はたんぱく質が豊富で糖質の代謝に必要なビタミンB_1が含まれている**ので、食べる部位と調理法さえ気をつければ、ダイエットの強い味方になってくれます。中でも私のイチオシは、コストコで販売されている「三元豚」。**柔らかくてジューシーなのにお値段もお手頃。**味にクセがなく、さまざまな料理に大活躍してくれます。

Point 1

たんぱく質が豊富で低糖質

鶏肉同様、キレイにやせる上で欠かすことができないたんぱく質が豊富で、脂肪に直結する糖質はほぼゼロ。豚肉は脂質が多く太りやすいというイメージがありますが、部位によっては脂質も少ないので、適度に食べてOK！　おすすめはヒレ、肩、ももなど。豚バラ肉は脂質が多く、食べすぎには注意が必要です。

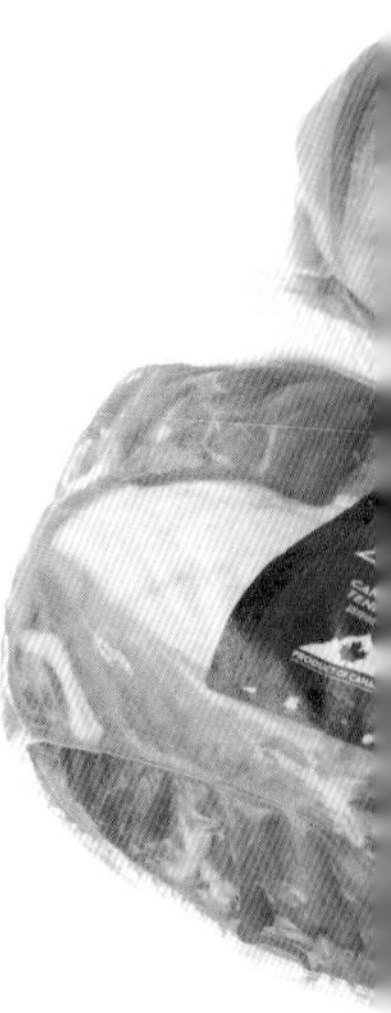

Point 2

ビタミンB_1が糖質の代謝を促進！

豚肉には、糖質の代謝に必要なビタミンB_1が豊富に含まれています。摂取した糖質を効率よくエネルギーに変換してくれるので、食べても太りにくいやせ体質へと導いてくれます。また、ビタミンB_1には疲労回復効果もあるので、疲れにくく元気な毎日を送るためにも積極的に摂りたい栄養素のひとつです。

Point 3

カルニチン・アラキドン酸がダイエットを強力サポート

アミノ酸の一種であるカルニチンは、ダイエットサプリにも使われることが多いほど、ダイエット効果が期待できる成分。脂肪の燃焼効果を高め、太りにくい体を作ってくれます。アラキドン酸は、満腹感や幸福感を高めてくれる働きがあるので、ダイエットで陥りがちな、食事制限のストレスによる暴飲暴食も防いでくれます。

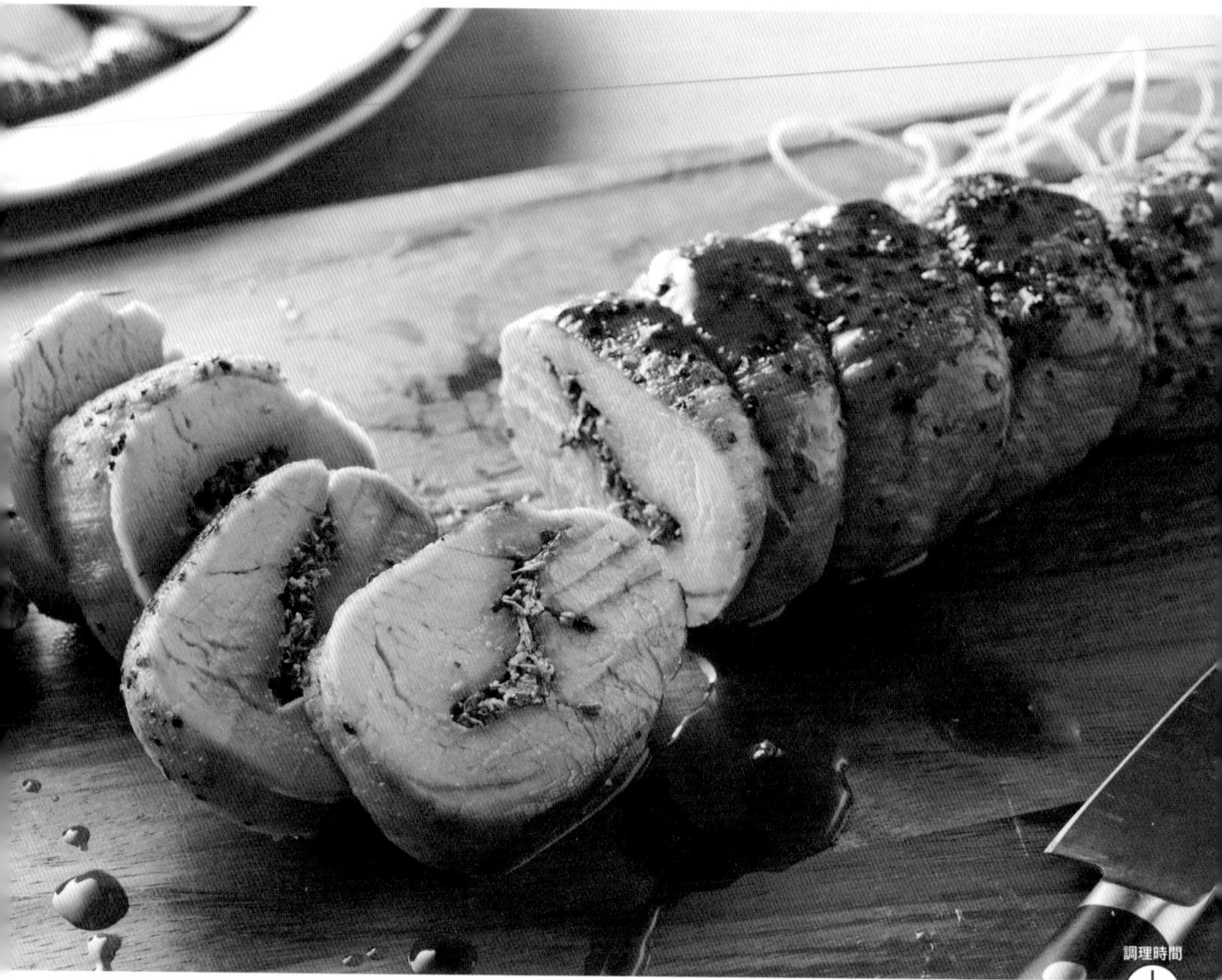

調理時間 30分

豚ヒレ肉のポルケッタ風

ハーブの香り引き立つイタリアの伝統料理を家庭でも

エネルギー	たんぱく質	糖質
164 kcal	18.7 g	0.8 g

（1人分あたり）

材料（作りやすい分量）

豚ヒレ肉……1本（約400g）

A
- **塩**……小さじ1/2弱
- **にんにく（すりおろし）**……小さじ2
- **好みのドライハーブ（ローズマリー・タイム・バジルなど）**……各大さじ1/2

塩・粗びき黒こしょう……各小さじ1/2弱

白ワイン……大さじ2

オリーブオイル……大さじ1

作り方

1

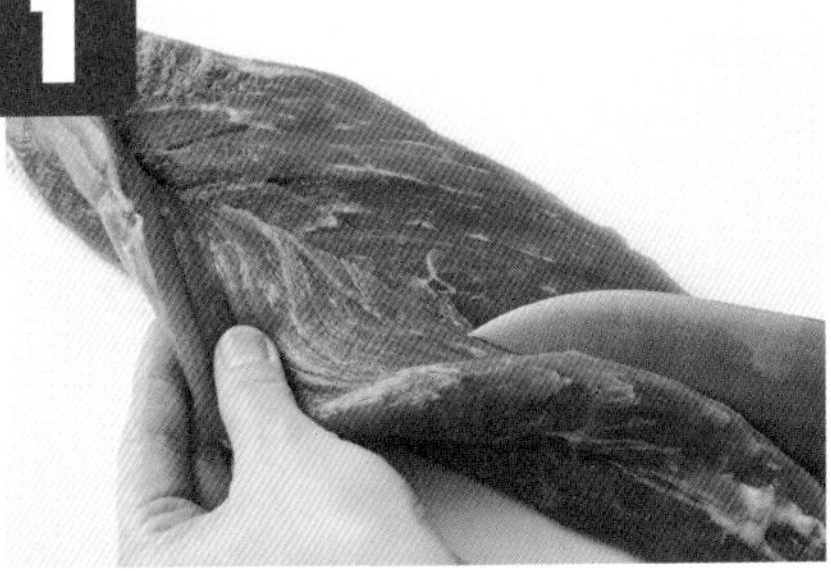

豚肉の横から切り込みを入れる。このとき、完全に切り離さずに1cm程度くっついた状態にしておく。

2

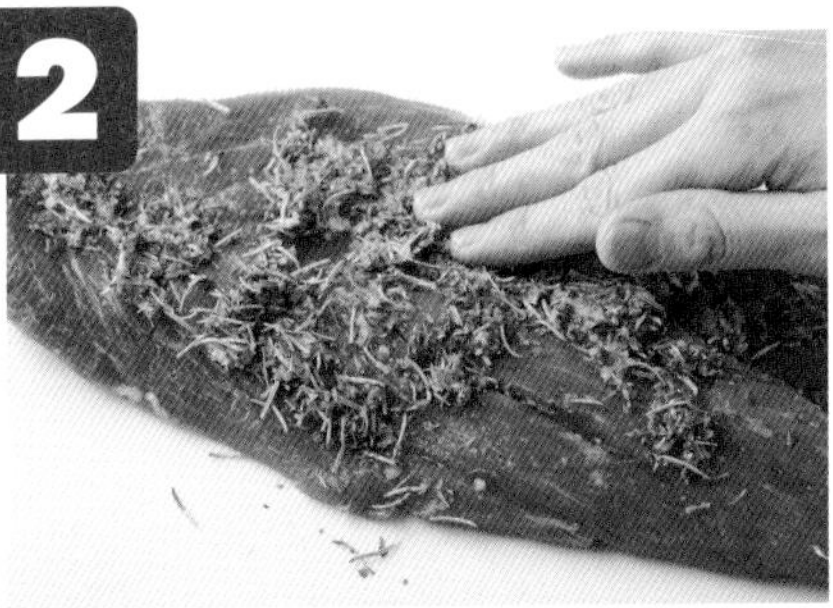

Aを混ぜ合わせ、❶の開いた部分にすり込む。

3

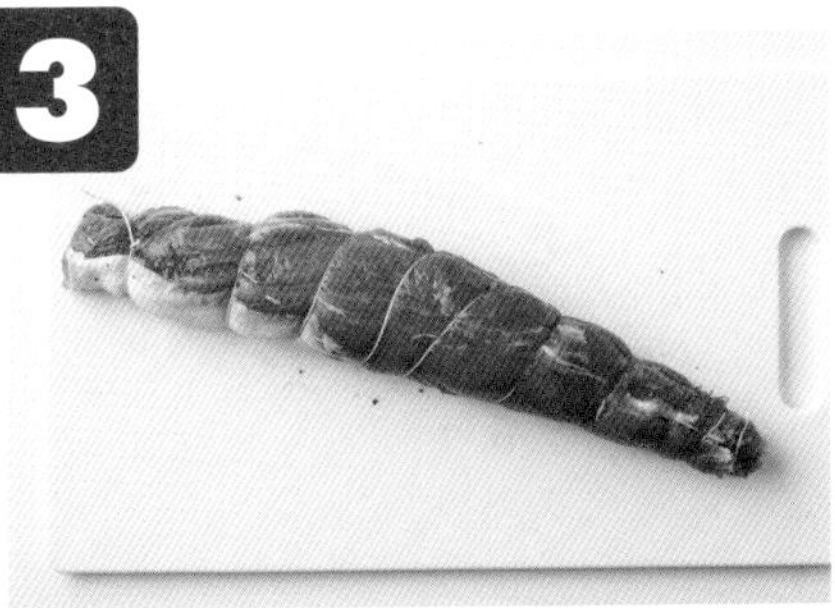

もとの形に戻して凧糸で縛り、表面に塩・粗びき黒こしょうをすり込む。

4

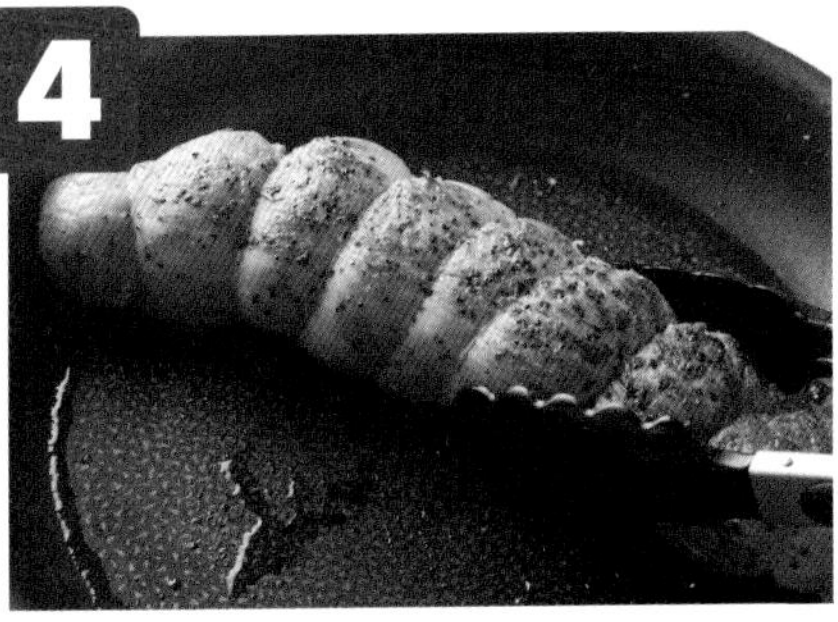

フライパンにオリーブオイルを熱して❸を入れ、強めの中火でしっかり焼き色をつける。白ワインを入れてひと煮立ちしたら火を止め、蓋をして10分ほど蒸らす。凧糸をとって切り分ける。

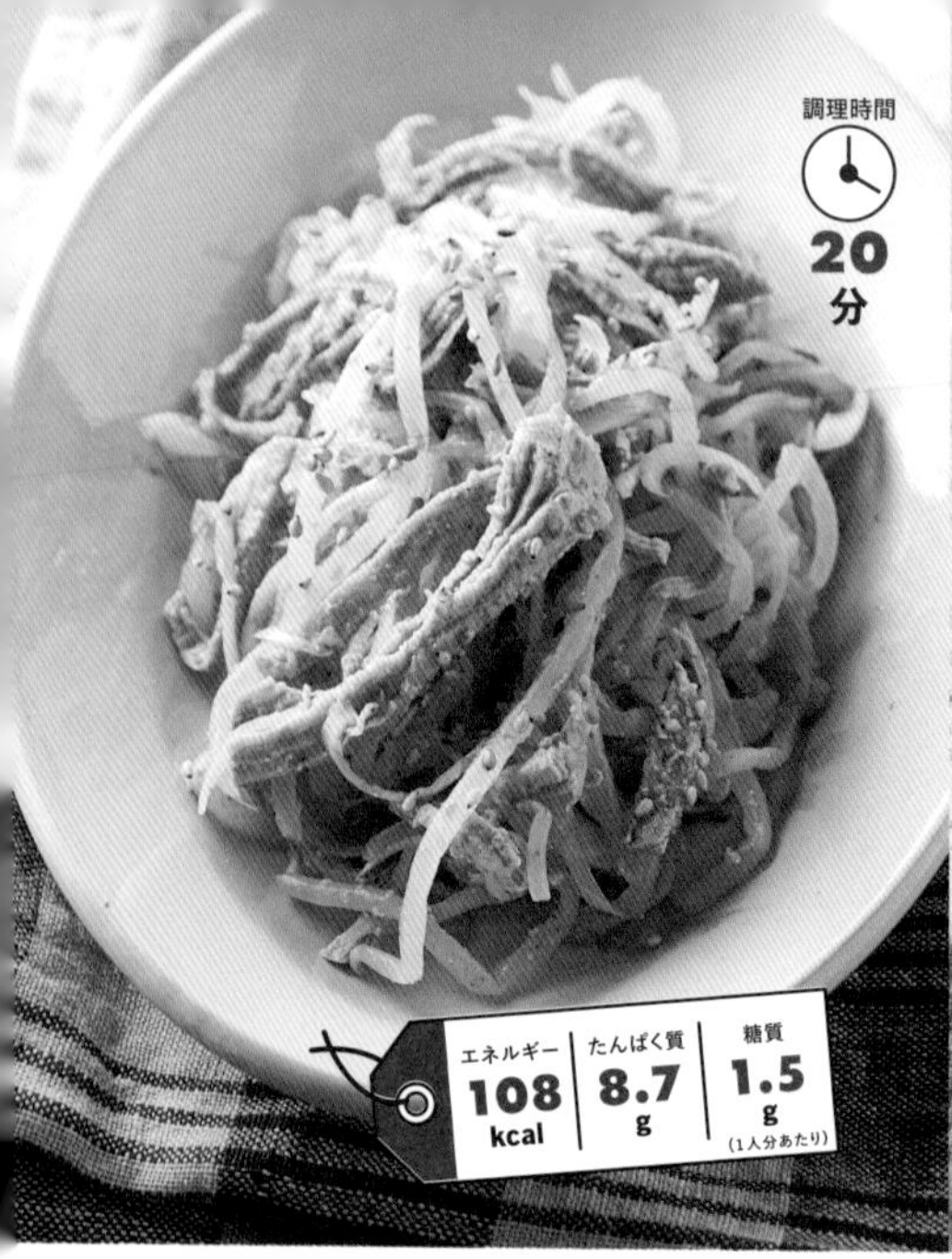

豚ヒレ肉とねぎともやしのピリ辛和え

ゆでて和えるだけ！
主菜にも副菜にもなる万能おかず

材料（2人分）

豚ヒレ肉……80g
もやし……100g　**長ねぎ**……40g

A
すりごま(白)……大さじ1/2
ごま油……小さじ1弱
塩……小さじ1/3
ラー油……適量

作り方

1. 鍋に湯を沸かし、もやしを入れる。しんなりとしたら取り出す。
2. 鍋の残り湯に食べやすい大きさに切った豚肉を入れて中火で5分ゆでる。火を止めて蓋をし、10分ほどおく。
3. 細切りにした長ねぎをボウルに入れ、Aと混ぜ合わせる。軽く絞って水気をきった1を加えて混ぜる。
4. 豚肉が手で触れる程度まで冷めたら手で割き、3とあえる。

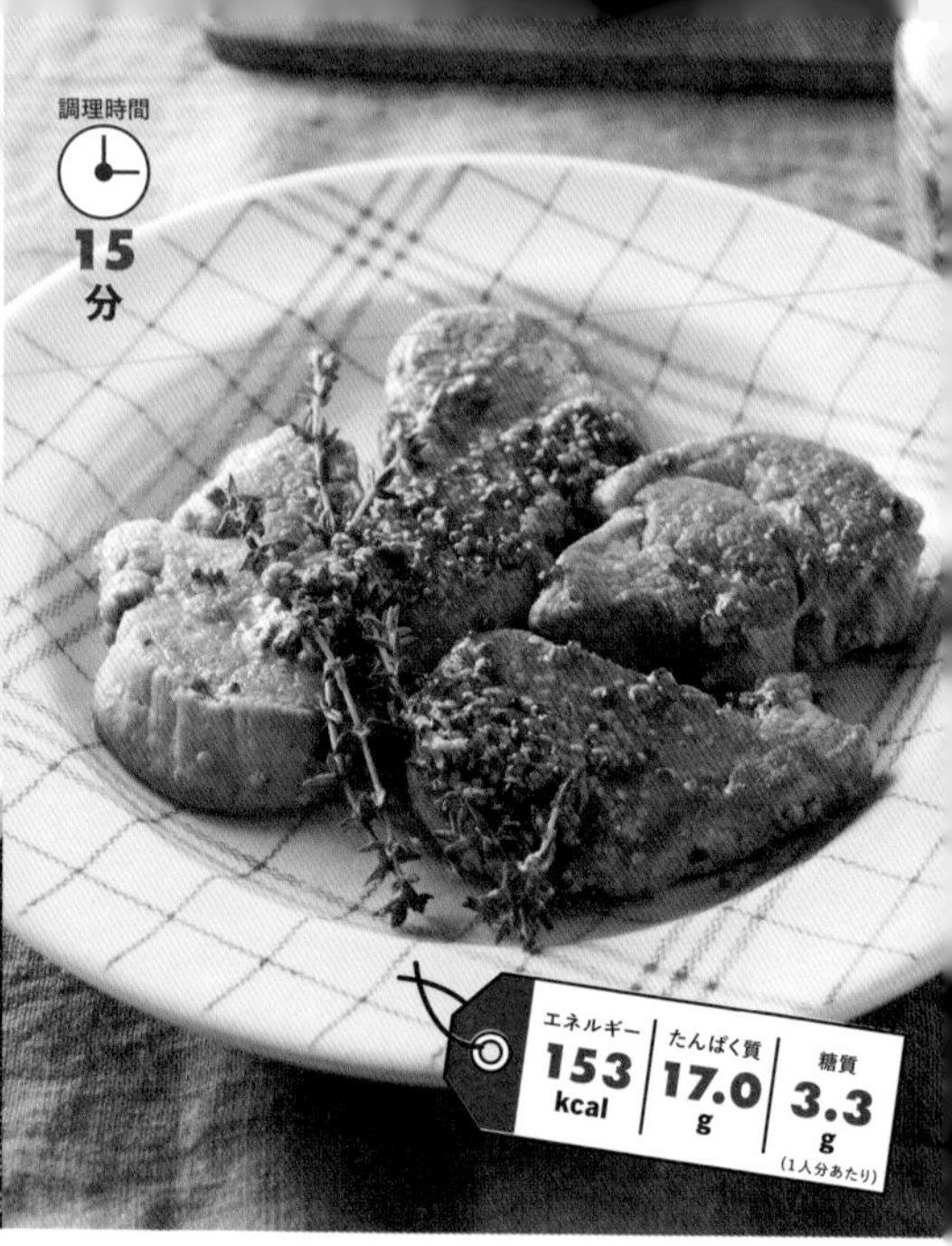

豚ヒレ肉のソテーハニーマスタードソース

高たんぱく&低糖質なのに食べごたえ十分
普段ごはんにぴったりの夕飯メニュー

材料（2人分）

豚ヒレ肉……180g
塩……小さじ1/3弱　**こしょう**……少々
白ワイン……大さじ1
粒マスタード……小さじ2
はちみつ……小さじ1弱
オリーブオイル……小さじ1弱
タイム……適量

作り方

1. 豚肉を厚めの四等分に切り、塩・こしょうをふる。
2. フライパンにオリーブオイルを熱し、1とタイムを入れて両面に焼き色がつくまで焼く。白ワインを入れてひと煮立ちさせ、蓋をして火を止め、5分ほど蒸らす。
3. フライパンに残った肉汁に粒マスタードとはちみつを混ぜ合わせ、少し温めて2にかける。

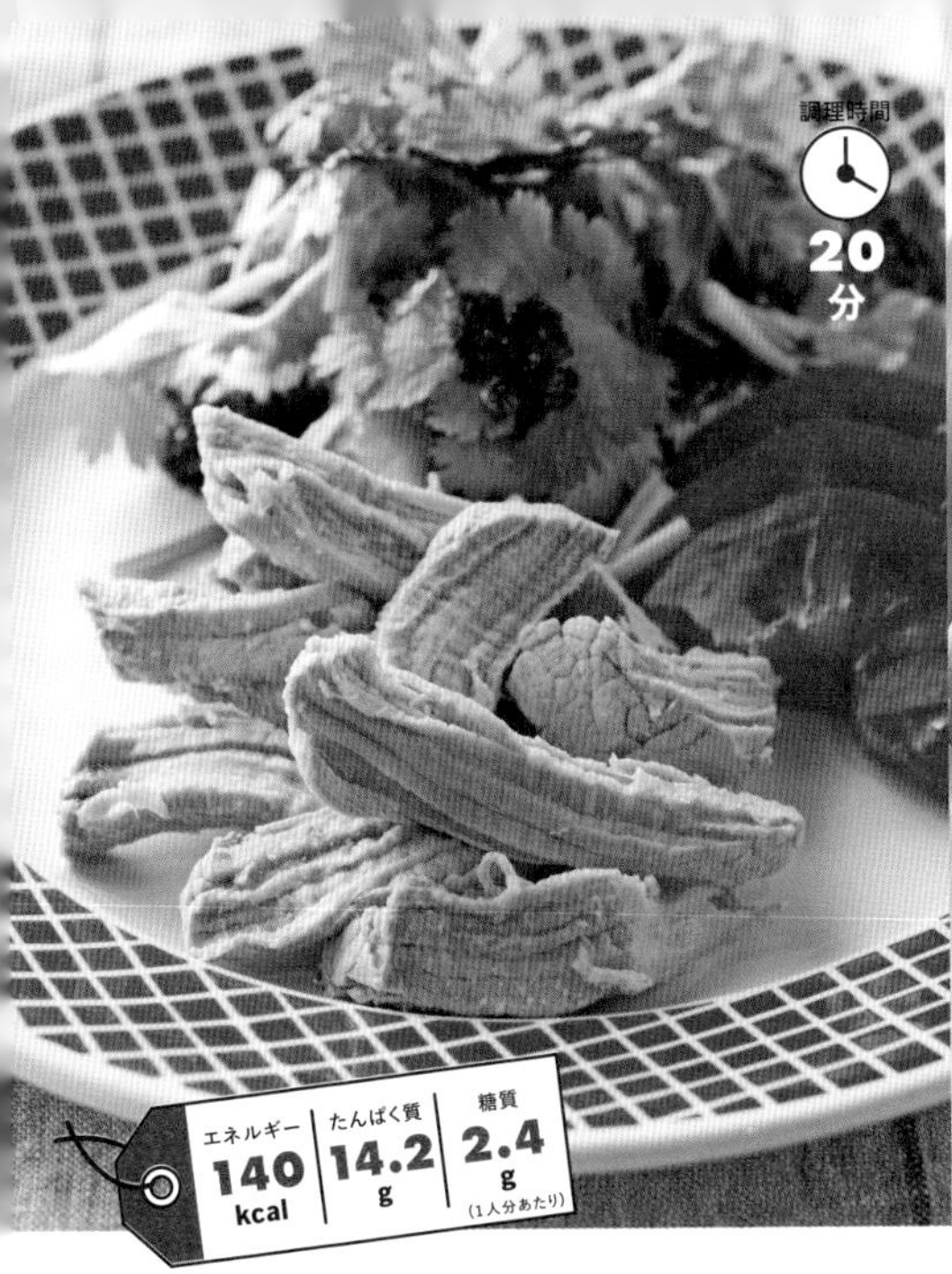

ゆで豚 パクチーとのりとトマトのサラダ

**ボリューム満点のお肉を
野菜と一緒にサラダ感覚で召し上がれ**

材料（2人分）

豚ヒレ肉 …… 140g

A | **塩** …… 小さじ1/4弱
A | **ごま油** …… 小さじ1

パクチー …… 50g

韓国のり …… 5枚

B | **塩** …… 少々
B | **ごま油** …… 小さじ1/2

トマト …… 1/2個

作り方

1. 鍋に湯を沸かし、豚肉を入れて中火で5分ゆでる。蓋をし、さらに10分おいて中まで火を通す。粗熱が取れたら手で割き、**A**を加えてあえる。
2. パクチーを2cm幅に切り、ちぎった韓国のりと**B**であえ、トマトを食べやすくスライスする。1とともに皿に盛る。

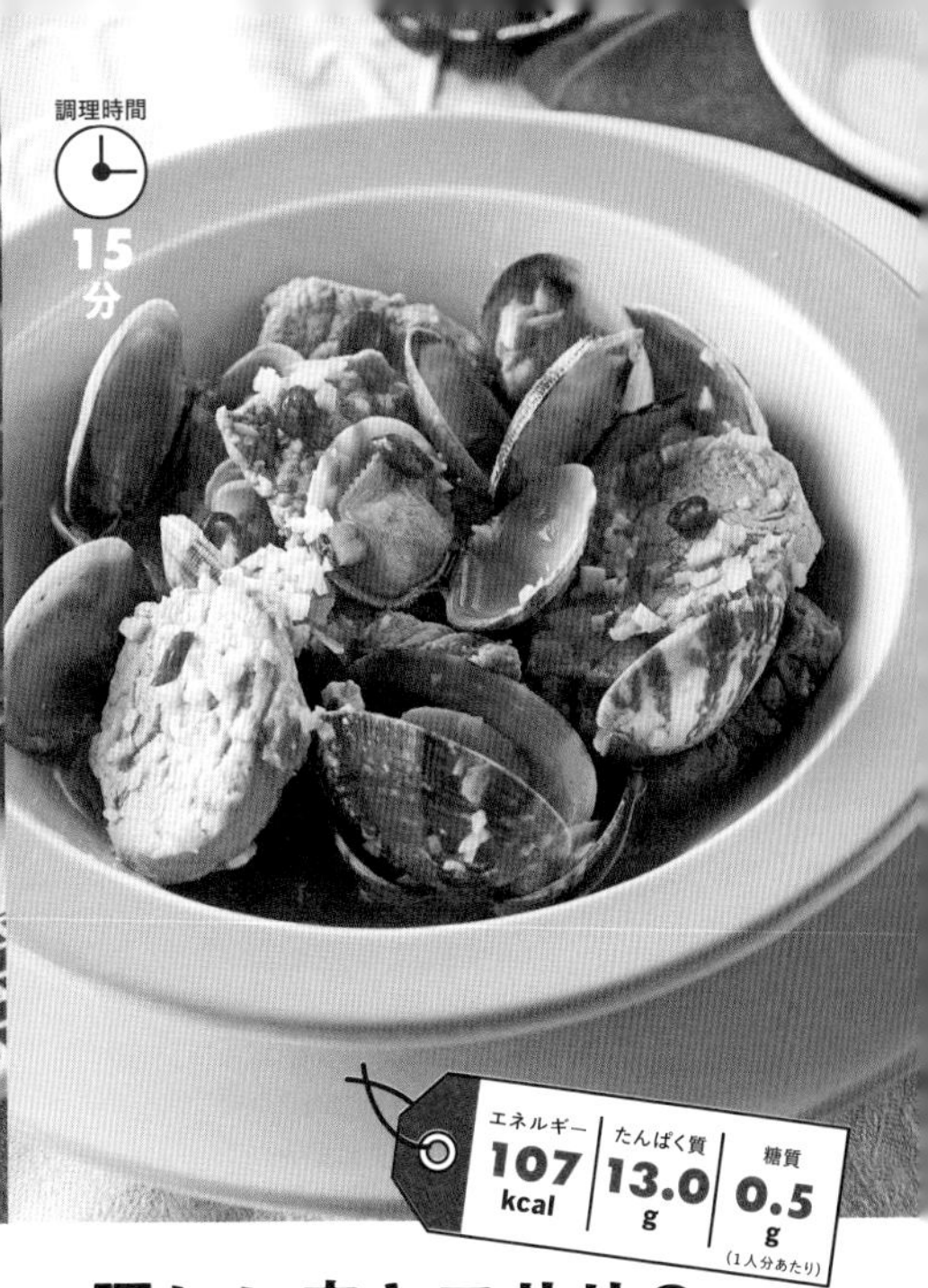

豚ヒレ肉とアサリの中華蒸し

**ダイエット中に不足しがちな
ビタミンやミネラルをしっかり補給**

材料（2人分）

豚ヒレ肉 …… 120g　**アサリ** …… 50g

輪切り唐辛子 …… 適量

にんにく・しょうが（みじん切り）…… 各5g

紹興酒（または酒）**・水** …… 各大さじ1

塩・こしょう …… 各少々　**しょうゆ** …… 少々

ごま油 …… 小さじ1/2　**黒酢** …… 適量

作り方

1. 豚肉を1cmの厚さに切る。アサリをこすり洗いしておく。
2. フライパンに輪切り唐辛子、にんにく、しょうが、ごま油を入れて炒める。香りが出たら豚肉とアサリ、紹興酒、水を加えて蓋をし、ひと煮立ちしたら弱めの中火で蒸し煮にする。
3. ときどきフライパンを揺すり、アサリの殻が開いて豚肉に火が通ったら、塩・こしょう、しょうゆで味をととのえる。黒酢をかける。

松田リエのやせルーティン

ダイエットに失敗する人は、極端な食事制限をして反動で暴飲暴食をしてしまうなど、食生活が一定でない人が多いもの。一方、美しいスタイルをキープしている人は、自分のライフスタイルに合ったやせるルーティンが決まっています。そこでここでは、私が普段から実践している食事のルーティンをご紹介。仕事をしながら8歳と0歳の子どもたちの育児に追われて過ごしている私でもできる簡単な習慣ばかりなので、ぜひ参考にしてみてください。

Start!

朝起きたら

朝ごはんを食べる前に体重を測定し、**日々の体重の変化をチェック**。その後コップ1杯の水を飲んで体を目覚めさせ、さらにお湯にレモン汁を加えたレモン白湯を1杯飲みます。**レモンには排泄作用があり、白湯は胃腸を温めて活性化させてくれるので、便通が促され体がスッキリ。**

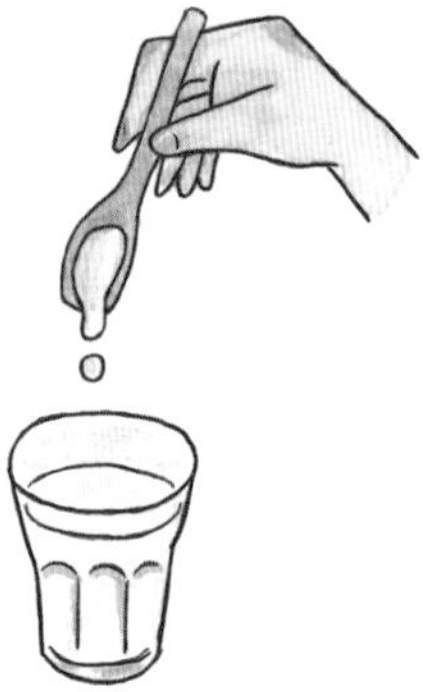

朝ごはん

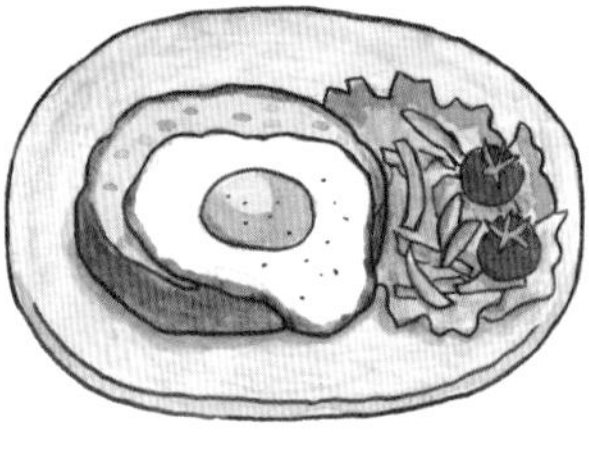

ブランパン1枚を息子と2人で分け、目玉焼きをのせてサラダを盛りつけます。サラダには天然塩「ぬちまーす」をひとふり。さらにキムチ納豆をプラスしてWの発酵パワーで腸内環境を整えます。ブランパンの糖質は1枚13.4gと、6枚切り食パンの約半分。**高たんぱく低糖質の朝食があっという間に完成。**

お昼ごはん

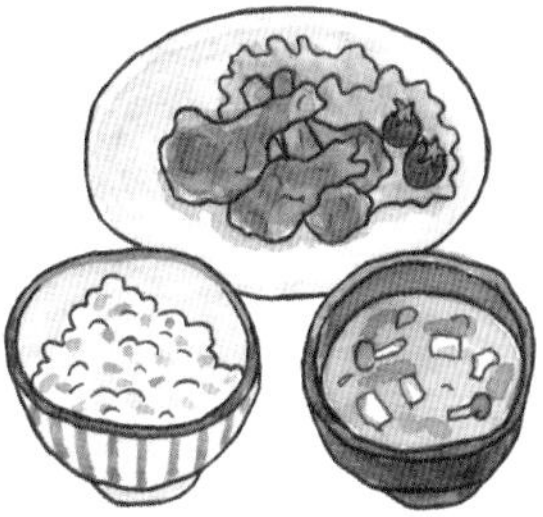

お昼は雑穀米を拳ひとつ分と、キノコとわかめ、豆腐のみそ汁に、メインディッシュはお肉を食べることが多いです。この日は息子の大好きな鶏手羽先。塩・こしょう、カレーパウダーなどがミックスされた香辛料で味つけしてグリルで焼くだけ。手羽先はほぼ**糖質0でダイエッターの強い味方**。

おやつ

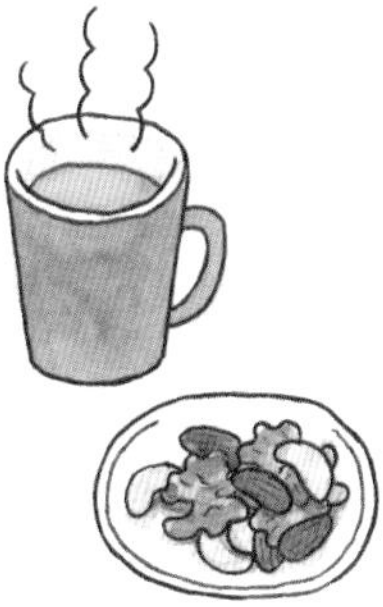

食後1～2時間した頃に、豆乳100mℓを加えたソイラテでブレイクタイム。**コーヒーは飲み過ぎるとお腹を壊してしまったり、鉄分の吸収を妨げてしまったりする**ので、1日2杯ほどにとどめています。さらにナッツや、昼に食べる予定だった雑穀米をおにぎりにしておやつの時間に食べることも。

夜ごはん

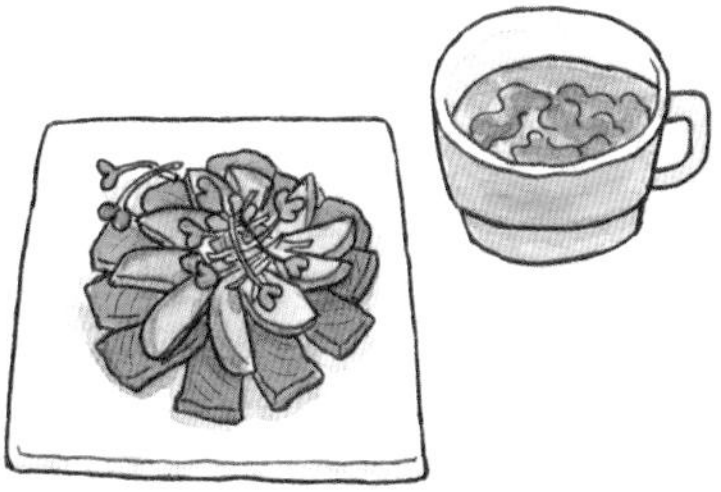

夕食の主菜は、できるだけ消化によい魚を食べるようにしています。好んでよく食べるのはマグロのカルパッチョ。マグロを薄く切って貝割れ大根とスライスしたアボカドを添えます。これだけだと食物繊維がやや少ないので、海藻たっぷりのスープをプラスすれば栄養バランスもバッチリ！

MEAT

ビーフ肩ロース焼肉用

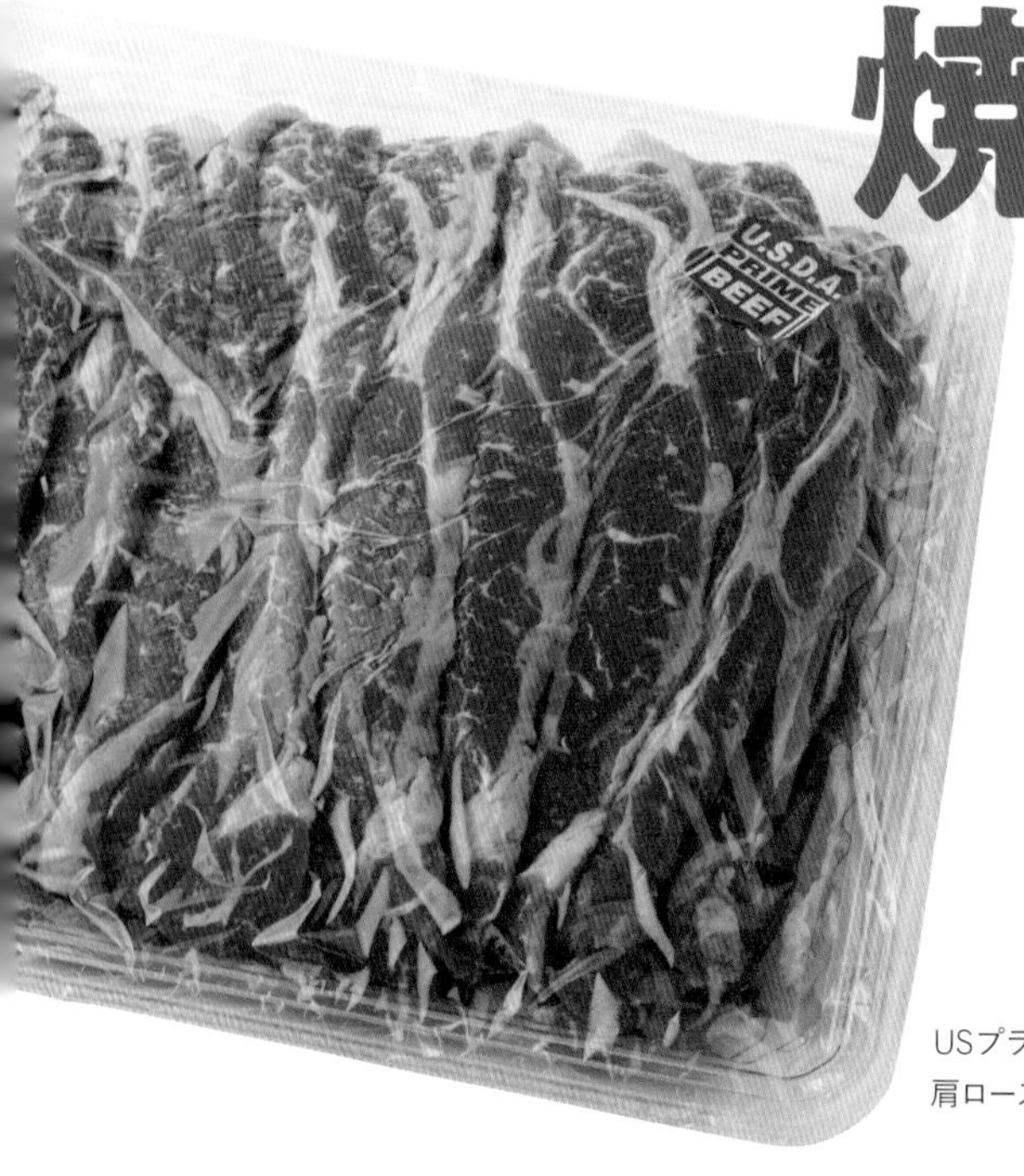

USプライムビーフ
肩ロース焼肉

ダイエット中もガッツリお肉が食べられる！

Rie's Point

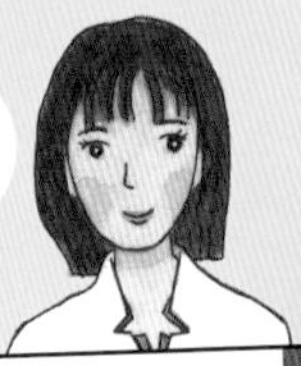

ジューシーな牛肉は、太りそうなイメージがありませんか？　実際、牛肉は鶏肉に比べて脂質が多く、カロリーも高めですが、コストコの「ビーフ肩ロース」は、**脂質と赤身のバランスがよく、腹持ちが抜群なのです。**ただし、焼肉にして食べるときは**タレに注意が必要。**市販のタレによく含まれる果糖ぶどう糖液糖は、血糖値の急上昇を引き起こし、それを下げるためにインスリンが出て脂肪も蓄積されやすくなります。これではダイエット効果も半減。本書のレシピを参考に、おいしくヘルシーにいただきましょう。

Point 1

腹持ちがよく 食べ過ぎを予防！

脂質と赤身のバランスがよく、肉の繊維がしっかりとしているので、柔らかくも適度な噛み応えがあり、適量でもお腹がしっかり満たされます。腹持ちもよいので自然と間食の量も減り、ダイエット効果がアップ。また、お肉を先に食べてからご飯を食べることで血糖値の急上昇を防ぎ、さらに太りにくくすることができます。

Point 2

鉄分を効率よく摂取できる

鉄分には、酸素を運んだりエネルギーを作り出したりする働きがあり、不足するとだるさや貧血の原因に。ほうれん草やひじきなどに多く含まれるイメージがありますが、植物由来の「非ヘム鉄」は吸収率があまりよくありません。牛肉に含まれる「ヘム鉄」は、非ヘム鉄に比べ吸収率が倍以上。効率よく鉄分を摂取できます。

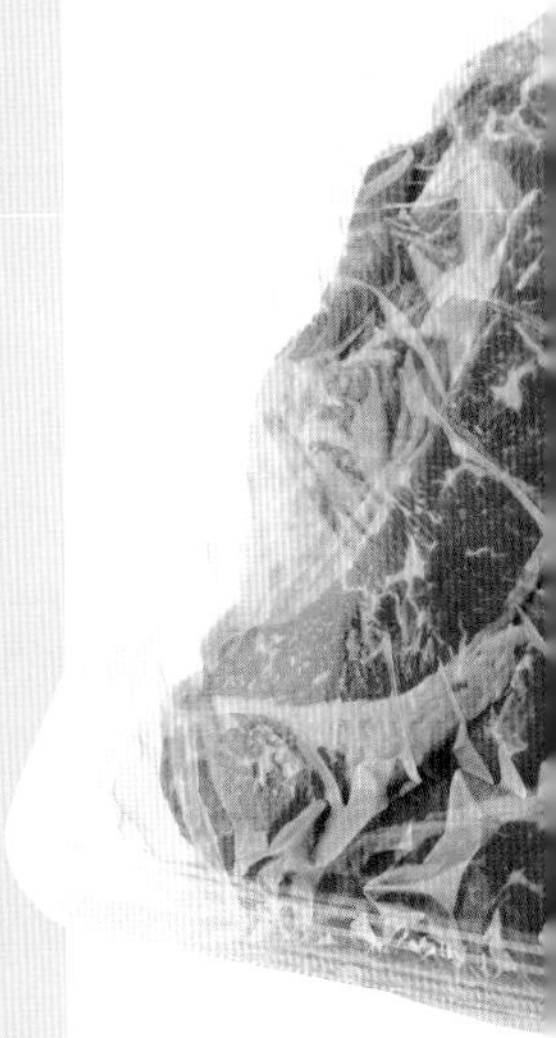

Point 3

スライスされていて 調理が簡単

牛肉の塊をカットするのはひと苦労ですが、コストコの「USプライムビーフ肩ロース焼肉用」は、あらかじめカットされているのがうれしいポイント。ひと切れずつ使いやすいサイズです。包丁を使わず、そのまま焼くだけでも献立の主役のひと品に。料理が苦手な人や仕事、育児などで忙しい人にもおすすめです。

調理時間
35
分

牛肉ときのこのビーフシチュー風

赤ワインでじっくり煮込んだホロホロお肉
脂肪燃焼効果もアップ

材料（作りやすい分量）

牛肩ロース肉 …… 5枚（約500g）
しめじ …… 100g
にんじん …… 1本
玉ねぎ …… 1個
塩・こしょう …… 各少々
米粉 …… 大さじ2
赤ワイン …… 1/2カップ

A
- **カットトマト缶** …… 1缶（400g）
- **水** …… 1カップ
- **オイスターソース** …… 大さじ2
- **煮切りみりん（P16参照）** …… 大さじ1と1/2
- **洋風スープの素（顆粒）** …… 小さじ2
- **塩** …… 小さじ1/2

オリーブオイル …… 小さじ2

作り方

1. 牛肉を大きめのひと口大に切り、塩・こしょうをふる。しめじの石づきを除いてほぐす。にんじんを1.5cm幅の輪切りに、玉ねぎをくし形に切る。
2. 鍋にオリーブオイルを熱して牛肉を入れて焼く。火が通ってきたらしめじ、にんじん、玉ねぎを加えて炒め合わせる。全体に油が回ったら米粉を加え、なじませる。
3. 赤ワインを2に注ぎ入れ、煮立たせながら1分ほど加熱する。Aを加えて蓋をし、弱めの中火で20分煮込む。
4. にんじんに竹串が通ったら、蓋をとって全体にとろみがつくまで水分を飛ばしながら煮る。

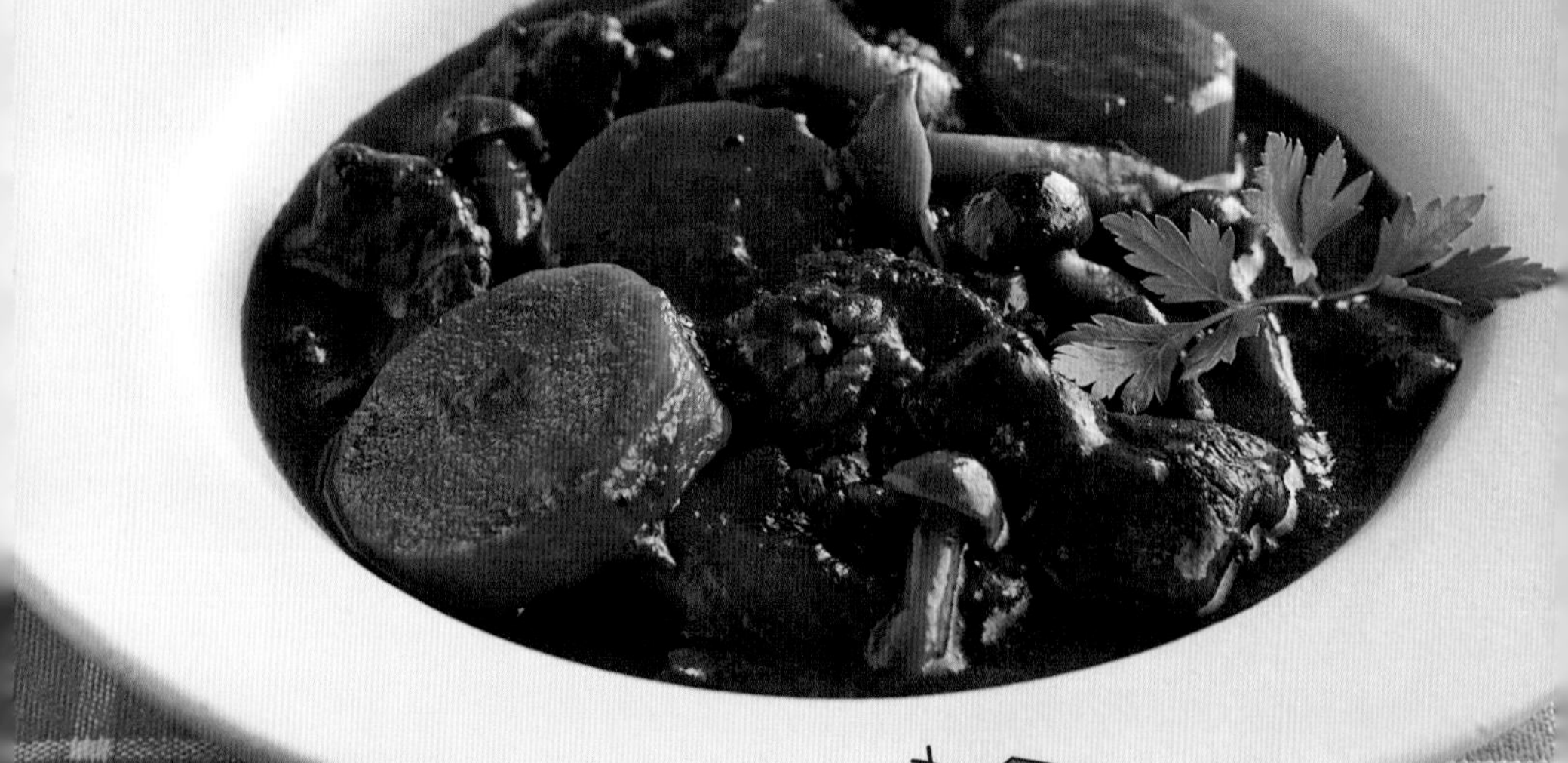

エネルギー	たんぱく質	糖質
482 kcal	14.2 g	13.1 g

（1人分あたり）

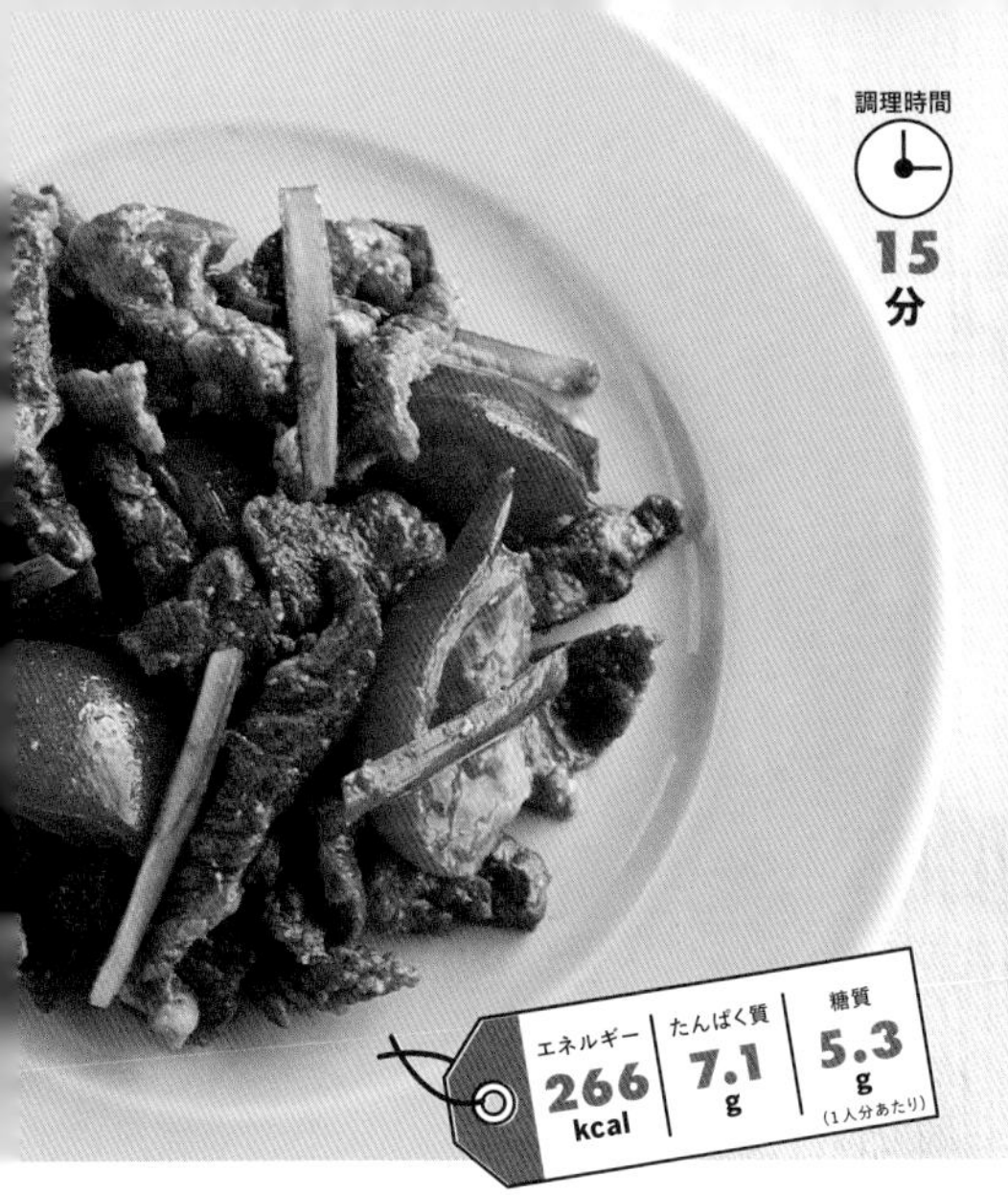

調理時間
15分

エネルギー 266kcal ｜ たんぱく質 7.1g ｜ 糖質 5.3g（1人分あたり）

牛肉とトマトの塩麹炒め

牛肉×トマトでうまみと酸味の好バランス
美容効果も期待大！

材料（2人分）

牛肩ロース肉 …… 1枚（約100g）
トマト …… 1個
ニラ …… 2本
A ｜ **塩麹** …… 小さじ1弱
A ｜ **こしょう** …… 少々
にんにく（みじん切り） …… 10g
塩麹 …… 小さじ2強
しょうゆ …… 少々
ごま油 …… 小さじ2

作り方

1. 牛肉を1cm幅の細切りにし、Aをもみ込む。トマトをくし形に切り、ニラを4cm幅に切る。
2. フライパンでにんにくとごま油を熱し、香りが出たら牛肉を加えて炒める。牛肉の色が変わったらトマトと塩麹を加えてさらに炒め合わせる。
3. トマトの表面が少し柔らかくなったら、ニラとしょうゆを加えて火を止める。

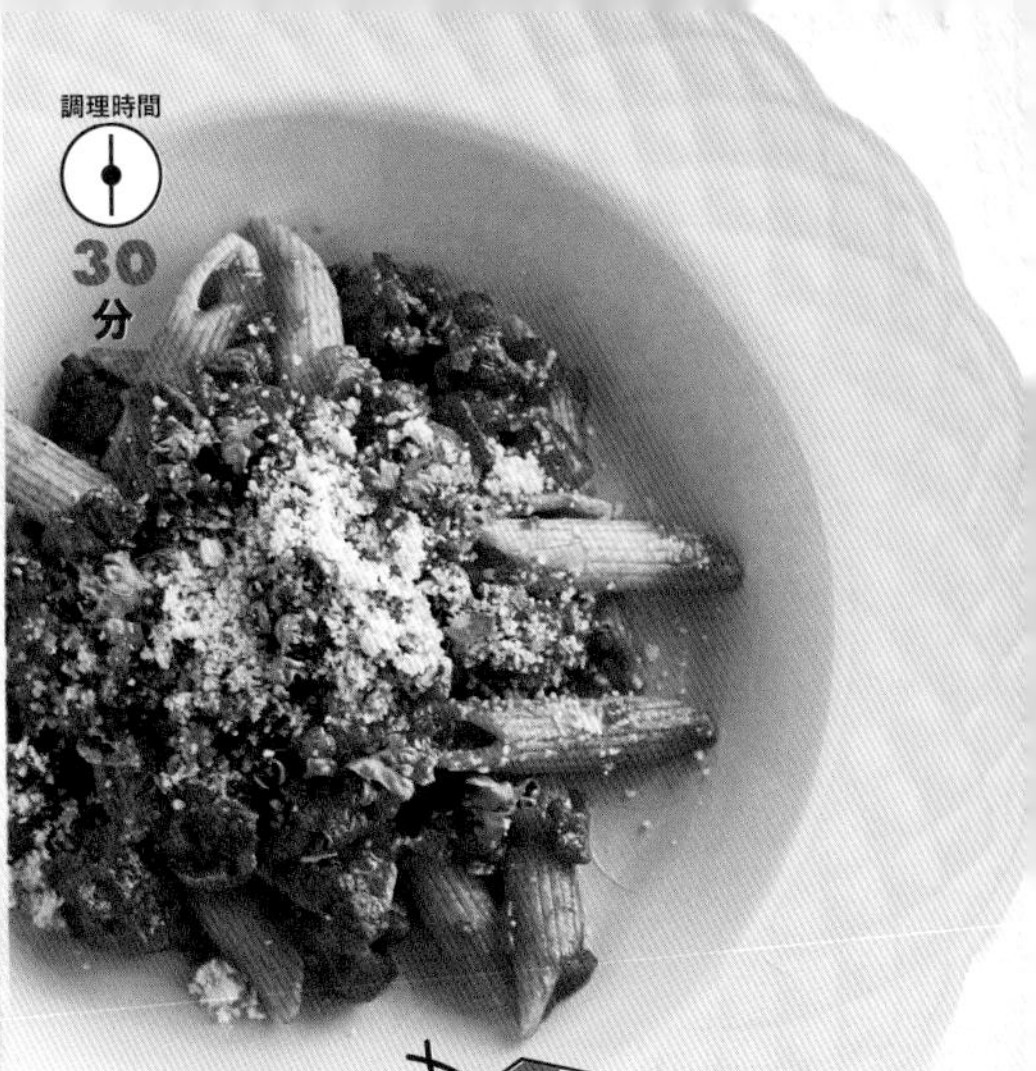

調理時間
30分

エネルギー 375kcal ｜ たんぱく質 9.8g ｜ 糖質 34.7g（1人分あたり）

牛肉を食べるボロネーゼ

ゴロゴロ入った牛肉がうれしい
ボリューム満点パスタ

材料（3〜4人分）

ペンネ（グルテンフリー） …… 150g
牛肩ロース肉 …… 2枚（約200g）
玉ねぎ …… 1個
にんにく（みじん切り） …… 10g
A ｜ **トマト缶** …… 1/2缶（200g）
A ｜ **赤ワイン** …… 大さじ4
A ｜ **オイスターソース** …… 小さじ2
A ｜ **洋風スープの素（顆粒）** …… 小さじ1
A ｜ **塩** …… 小さじ1/4　**こしょう** …… 少々
オリーブオイル …… 小さじ1

作り方

1. 牛肉を5mm角程度に切る。玉ねぎをみじん切りにする。
2. フライパンでオリーブオイルとにんにくを熱し、香りが出たら玉ねぎと牛肉を入れて炒める。玉ねぎが透明になってきたらAを加え、弱火で10〜15分煮込む。
3. ペンネを袋の表示時間通りに塩ゆでして水気をきり、2に加えて混ぜる。

調理時間
15分

牛肉ときゅうりの中華炒め

フライパン1つでパパッと完成
時間がない日のメインおかずに◎

材料（2人分）

牛肩ロース肉 …… 1枚（約100g）
きゅうり …… 1本
塩・こしょう …… 各少々
酒 …… 小さじ1
片栗粉 …… 小さじ1/2
にんにく・しょうが（みじん切り） …… 各10g
豆板醤 …… 小さじ1/2
オイスターソース …… 大さじ1/2
ごま油 …… 小さじ1

作り方

1. 牛肉を7mm幅の細切りにし、塩・こしょう、酒をもみ込んで片栗粉をまぶす。きゅうりを縦半分に切って種をスプーンなどで除き、たたいて4cm幅程度に切る。
2. フライパンでごま油、にんにく、しょうがを熱し、香りが出たら豆板醤と牛肉を入れ、牛肉の色が変わるまで炒める。
3. 2にきゅうりを加えて炒め合わせ、オイスターソースで味をととのえる。

エネルギー	たんぱく質	糖質
232 kcal	6.9 g	2.0 g

（1人分あたり）

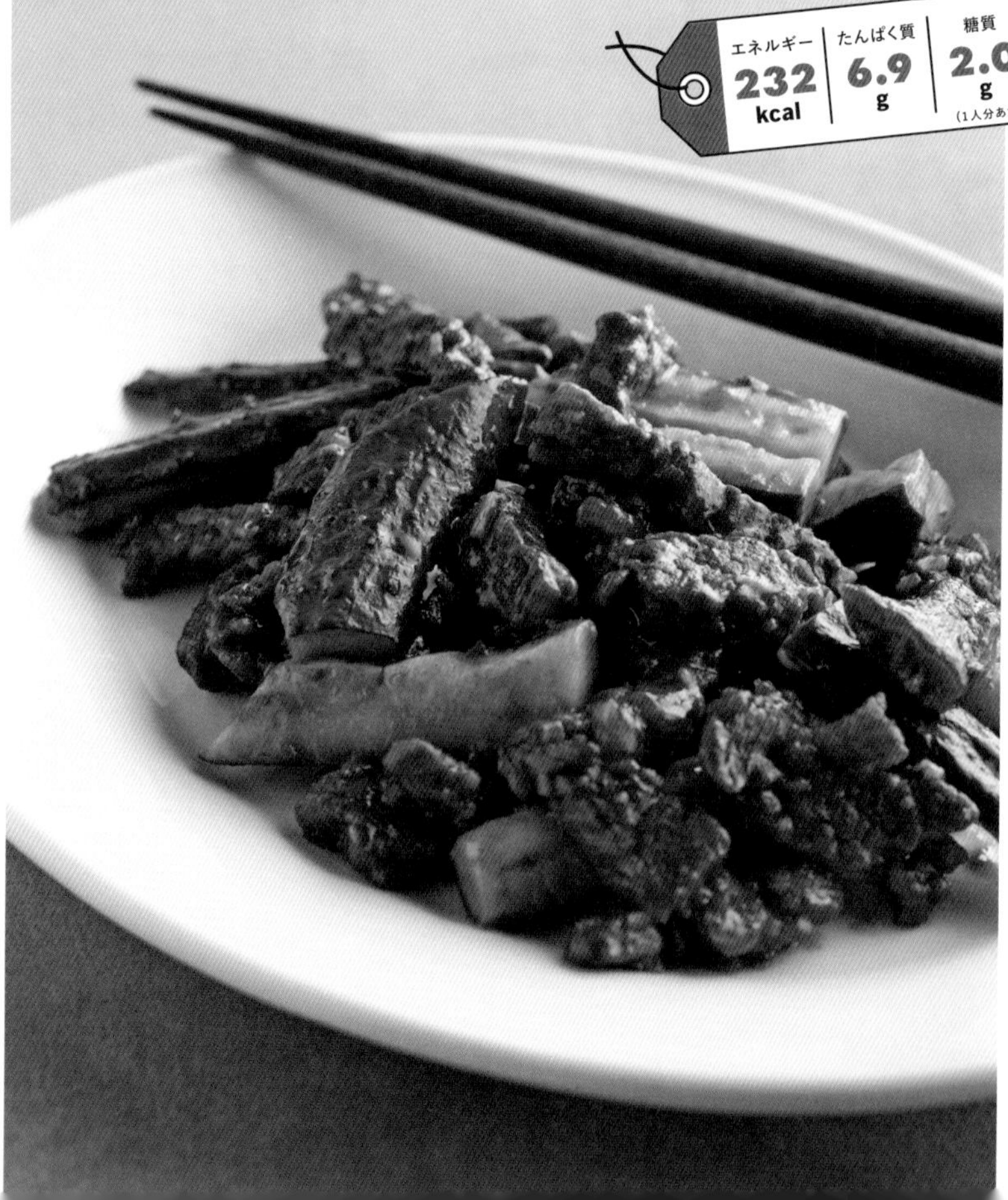

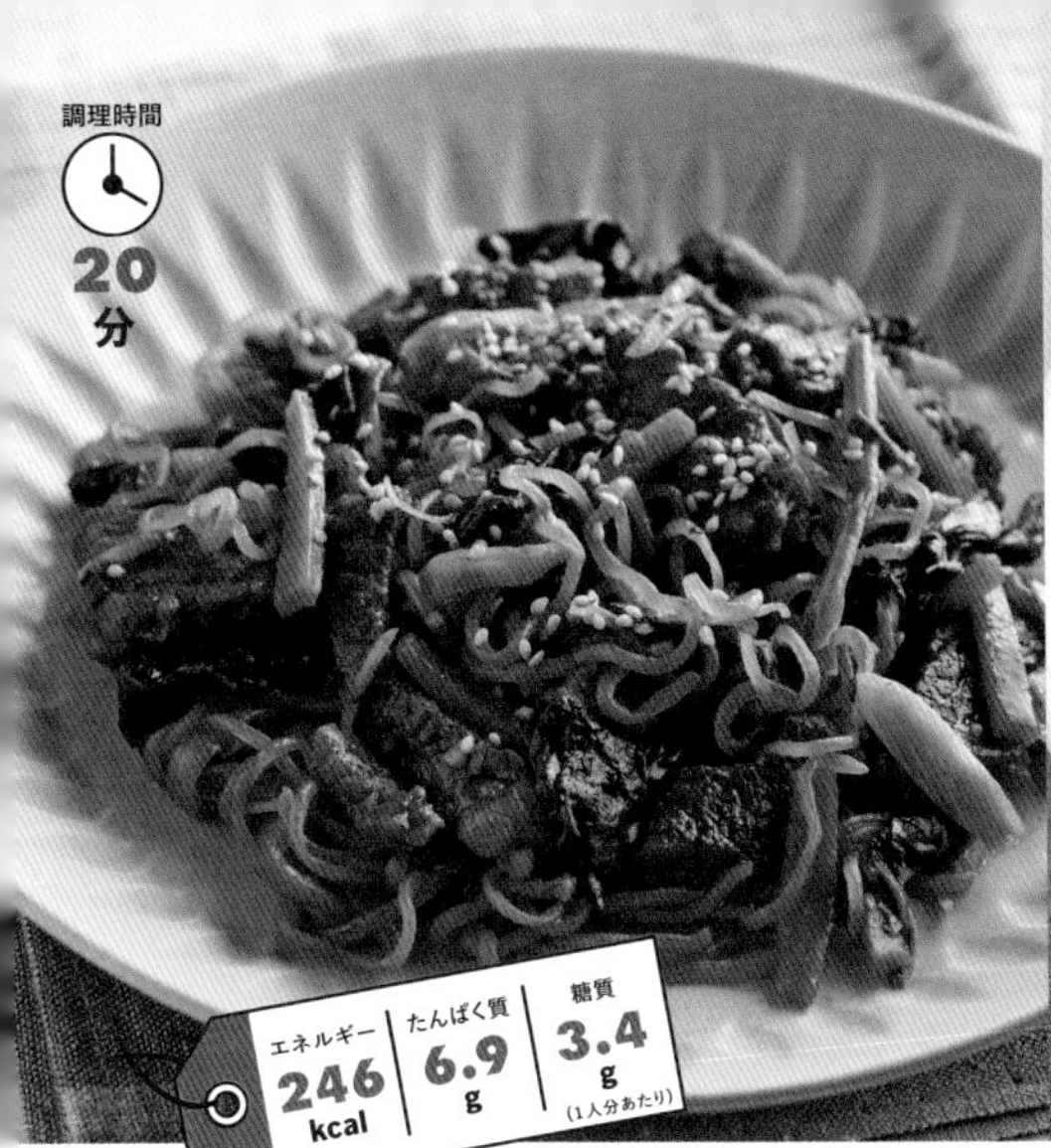

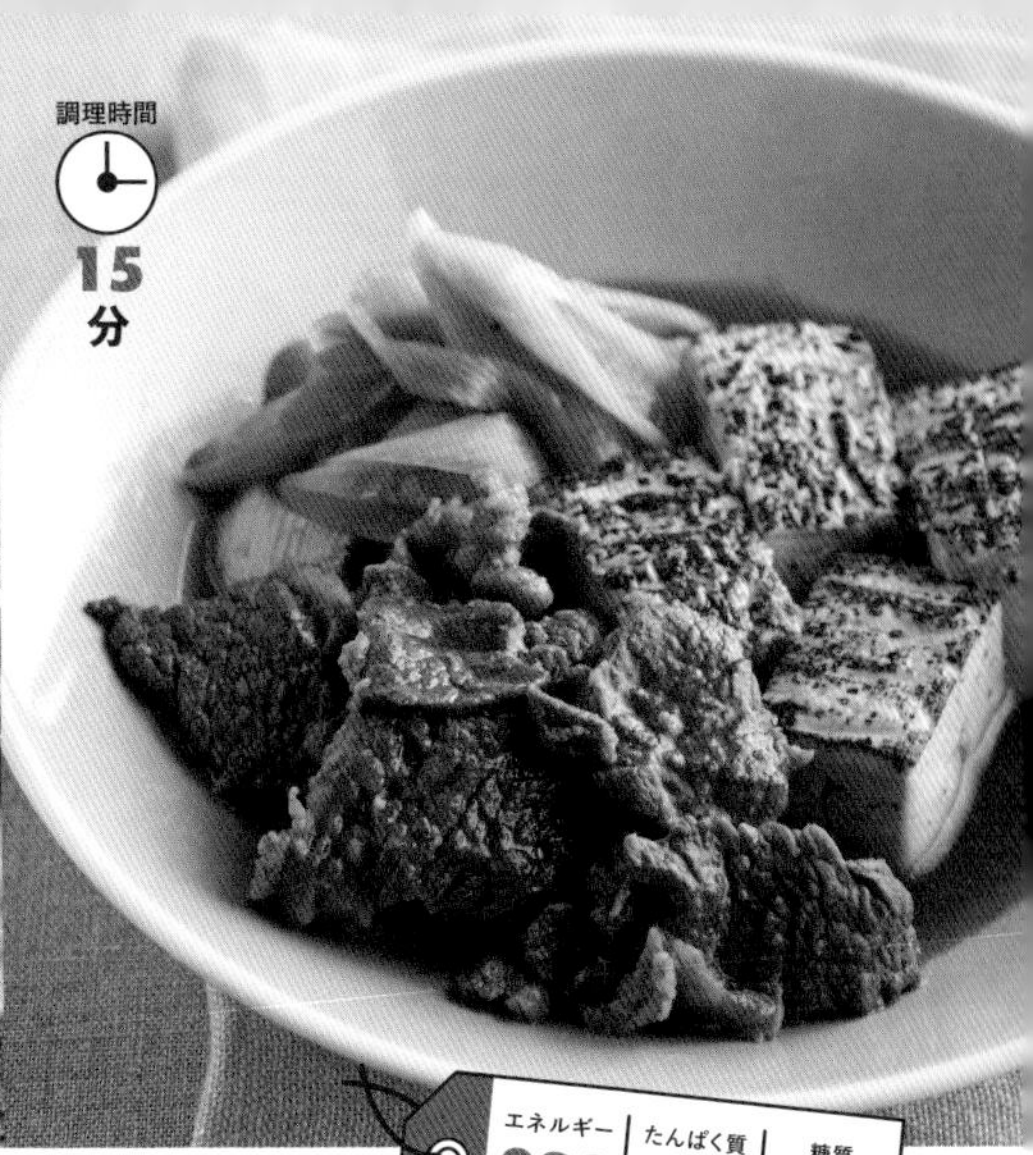

しらたきチャプチェ

野菜たっぷり！
しらたきを使って糖質をセーブ

材料（4人分）

牛肩ロース肉……2枚（約200g）
しらたき……150g　**にんじん**……1/2本
ほうれん草……80g　**玉ねぎ**……1/4個
しょうが・にんにく（みじん切り）……各10g

A	**水**……大さじ2　**コチュジャン**……大さじ1
	煮切りみりん（P16参照）……大さじ1/2
	しょうゆ……小さじ2

炒りごま（白）……適量　**ごま油**……小さじ2

作り方

1. 牛肉を7mm幅の細切りにする。しらたきの水をきり、長ければ半分に切る。にんじんを5cmの長さに細切りにする。ほうれん草を5cm幅に、玉ねぎを5mm幅に切る。
2. フライパンでしらたきを乾煎りし、水分を飛ばしていったん取り出す。同じフライパンでごま油、にんにく、しょうがを熱し、香りが出たら牛肉を入れて炒める。牛肉の色が変わってきたらにんじん、玉ねぎを加える。
3. 玉ねぎが半透明になってきたらほうれん草を加えて炒め合わせ、Aとしらたきを加える。全体がなじんだら器に盛り、炒りごまをふる。

エネルギー 283 kcal　たんぱく質 12.5 g　糖質 6.8 g（1人分あたり）

肉豆腐

煮切りみりんで糖質を抑えて
高たんぱく＆低糖質のヘルシーおかずの完成

材料（4人分）

牛肩ロース肉……2枚（約200g）
焼き豆腐……1丁
長ねぎ……1本

A	**だし汁（または水）**……1/2カップ
	煮切りみりん（P16参照）……大さじ2
	しょうゆ……大さじ1と1/2

作り方

1. 牛肉をひと口大のそぎ切りにする。焼き豆腐を大きめのひと口大に切る。長ねぎを1cm幅の斜め切りにする。
2. フライパンにAを入れてひと煮立ちさせ、牛肉、焼き豆腐、長ねぎを加えて再度煮立たせる。蓋をして弱めの中火で8分ほど煮る。
3. 長ねぎがしんなりとしてきたら蓋を開け、少し煮詰めて味をなじませる。

ラム フレンチラック

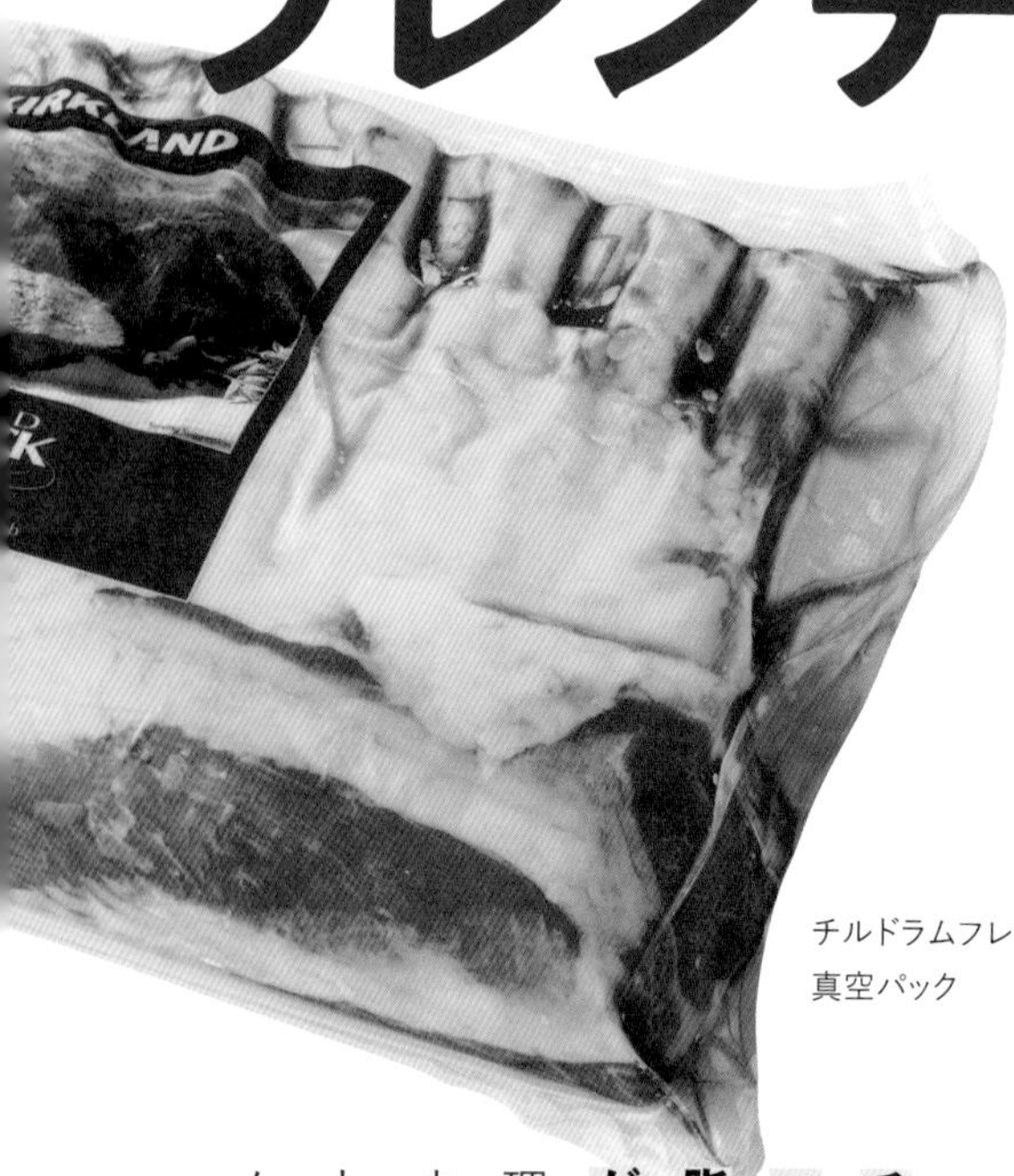

チルドラムフレンチラック
真空パック

もっとも
ダイエット向きのお肉!?
ヘム鉄、亜鉛、
美肌効果の高い
ビタミンもたっぷり。

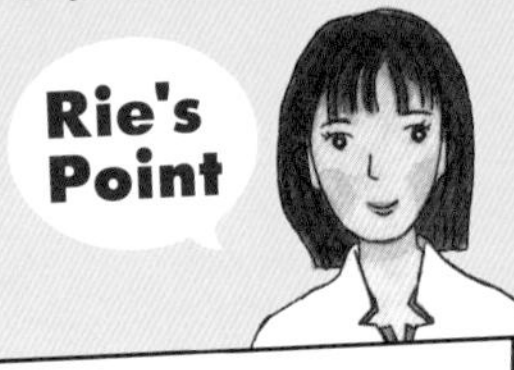

日本のスーパーではなかなか見かけることがない骨つきのラム肉です。オーストラリアから日本に、一度も冷凍されずに真空パックで輸送されているので、鮮度が高く臭みが少ないのが人気の理由。

ラム肉に含まれる**L-カルニチンという成分は、体内の脂肪をエネルギーとして効率よく燃焼し、脂肪をつきにくくしてくれる働きがあります。**骨つきのラム肉は調理がしにくそうなイメージがありますが、骨と骨の間を包丁でカットするだけで、簡単に塊肉からラムチョップにすることができます。

Point 1

L－カルニチンが脂肪を燃焼！

人の細胞内で、エネルギーを作り出す役割を担っているのがミトコンドリアです。L－カルニチンは、ミトコンドリア内に脂肪酸を運ぶ働きがあるので、脂肪を燃焼しやすくしてくれます。L－カルニチンは牛肉などにも含まれますが、含有量はラム肉がダントツ。ラム肉を食べることで、燃焼ボディが手に入ります。

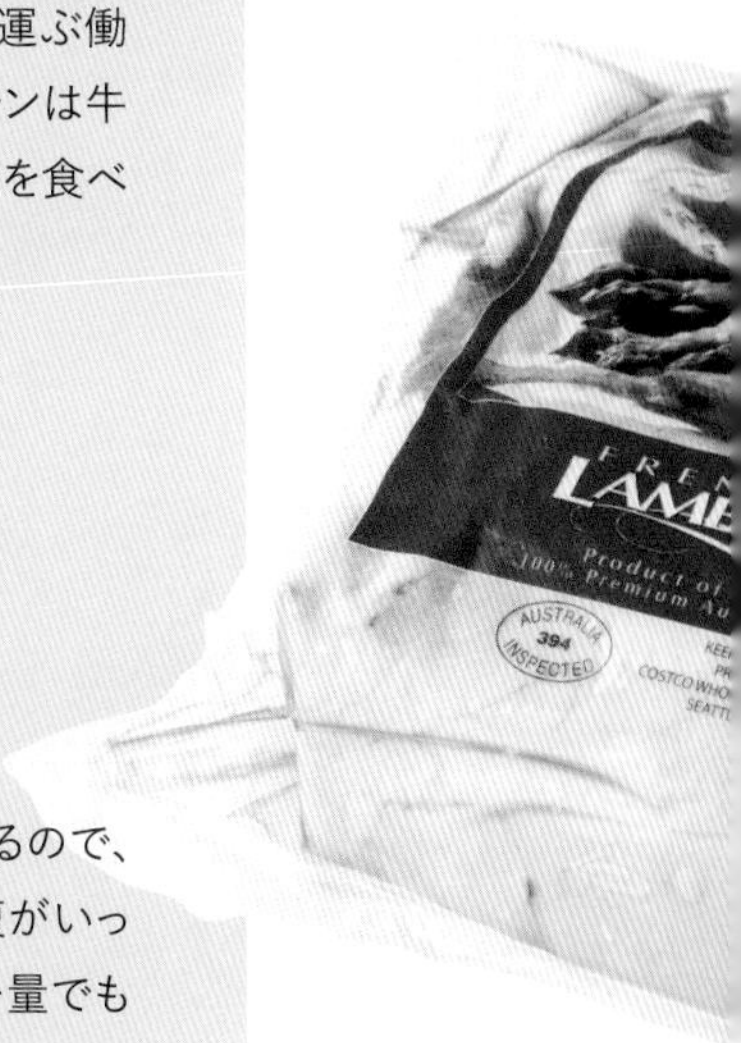

Point 2

咀《そ》嚼《しゃく》回数アップで
満腹中枢を刺激

ラム肉は、牛肩ロース肉と同様に肉の繊維がしっかりしているので、自然と咀嚼回数がアップ！　たくさん噛むことで、脳に「お腹がいっぱい」のサインが送られて食べ過ぎを防いでくれるので、少量でもしっかり満腹感を得ることができます。しっかり噛むことで、顔周りの筋肉が鍛えられ、小顔効果も期待できます。

Point 3

ビタミンB群と鉄分も摂れる

「ラムフレンチラック」には、ダイエットに欠かすことができないビタミンB群や鉄分などの栄養素も豊富に含まれています。ビタミンB群は疲労回復、糖質や脂質の代謝に必要不可欠な栄養素。鉄分は、エネルギーを作り出すのに不可欠で、だるさや貧血を予防してくれます。

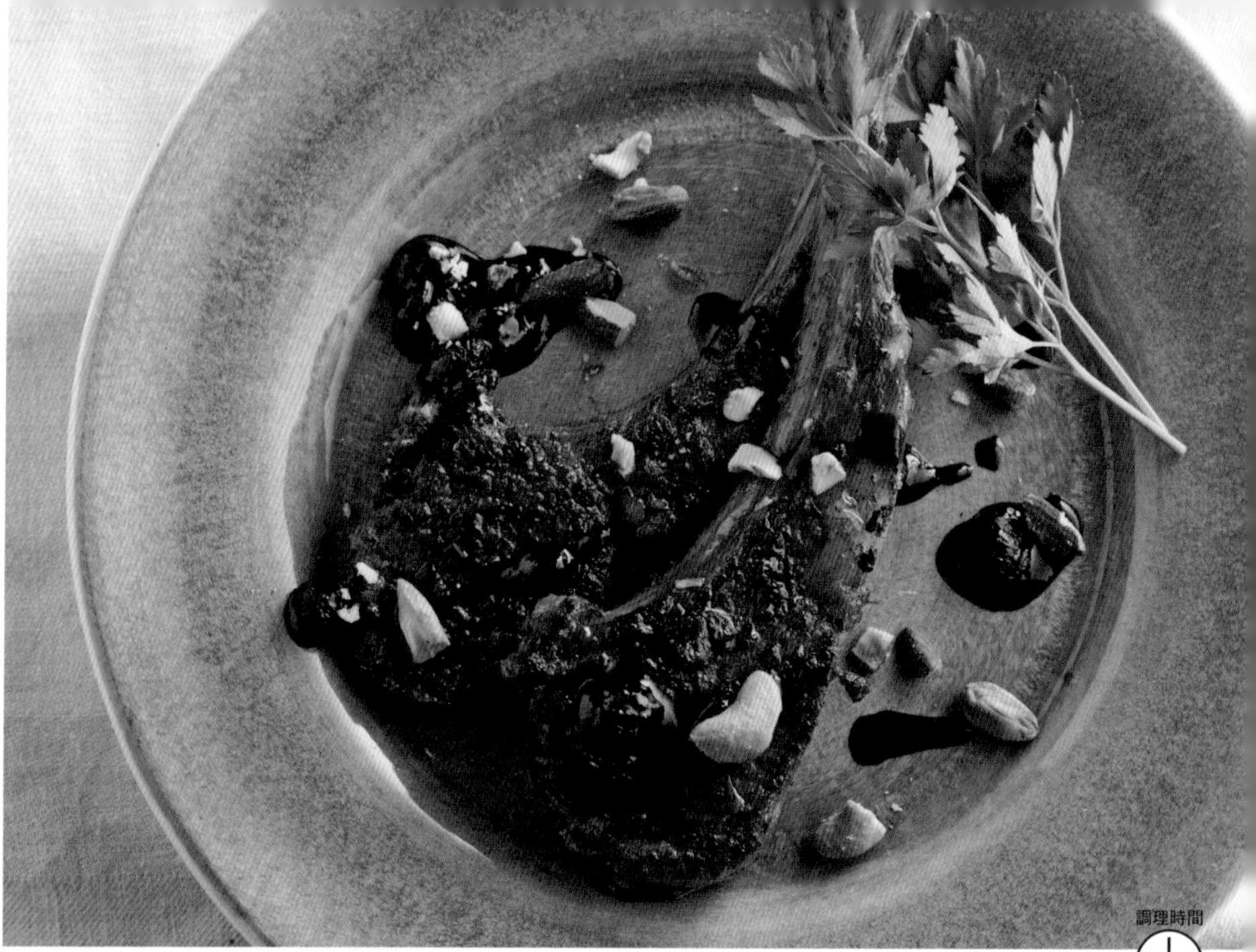

調理時間
15分

ラム肉のスパイシーグリル ベリーソース

ラム肉×スパイスで代謝を促進！
しっかり食べて脂肪を燃焼

エネルギー	たんぱく質	糖質
334 kcal	19.2 g	8.2 g

(1人分あたり)

材料（2人分）

ラム肉…… 骨4本分（約320g）

A
- **カレー粉**…… 小さじ1
- **クミンパウダー**…… 少々（なくてもOK）
- **オレガノ・塩**…… 各小さじ1/2
- **にんにく・しょうが（すりおろし）**…… 各小さじ1/4

白ワイン…… 大さじ1

冷凍ベリー…… 50g

バルサミコ酢…… 大さじ1

はちみつ…… 大さじ1/2

ミックスナッツ…… 適量

作り方

1. ラム肉を1本ずつ切り外し、Aをもみ込む。
2. フライパンを熱して1を入れ、両面に焼き色がついたら白ワインを加えて蓋をし、弱火で5分ほど蒸し焼きにする。皿に盛る。
3. 2のフライパンに、解凍したベリーとバルサミコ酢を入れ、ベリーを木べらでつぶしながら加熱し、はちみつを加える。とろみがついたら皿に盛った2にかけ、粗くくだいたミックスナッツを散らす。

ラム肉は、軟骨を断ち切るように骨から切り離す。

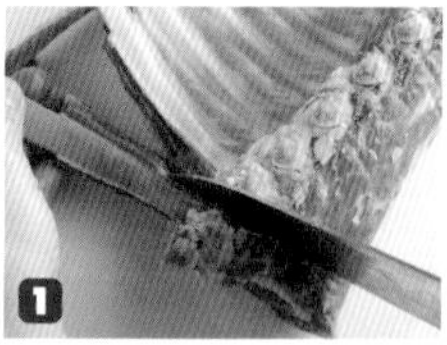

ラム肉と豆のトマト煮込み

**ラム肉の脂の甘みとトマトの酸味が
クセになる1品**

エネルギー	たんぱく質	糖質
372 kcal	23.6 g	4.4 g

(1人分あたり)

材料（2人分）

ラム肉 …… 骨4本分（約320g）
塩 …… 小さじ1/2　**こしょう** …… 少々
にんにく …… 20g　**白ワイン** …… 大さじ1

A
- **蒸し大豆** …… 50g
- **カットトマト缶** …… 1/2缶（200g）
- **水** …… 1カップ
- **洋風スープの素（顆粒）** …… 小さじ1
- **ローズマリー** …… 適量

オリーブオイル …… 小さじ1

作り方

1. ラム肉を1本ずつ切り外し、塩・こしょうをまぶす。
2. 鍋またはフライパンにオリーブオイルとみじん切りにしたにんにくを熱し、香りが出たら1を入れて両面を焼く。白ワインを入れてひと煮立ちさせる。
3. 2にAを加えてざっくりと混ぜ、弱めの中火で15分ほど煮る。

調理時間
30分

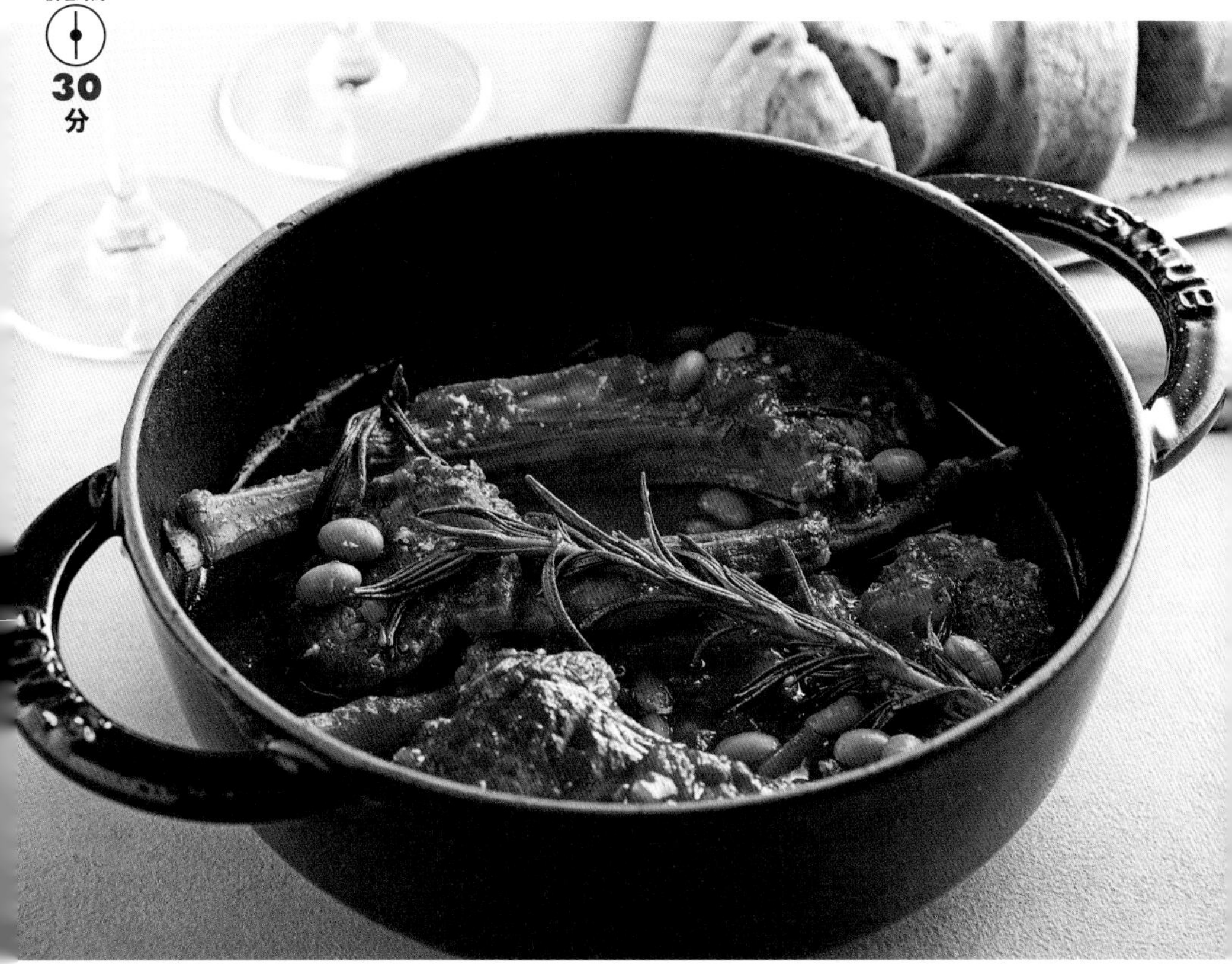

ラム肉とキャベツのポトフ風

**ゴロゴロ野菜のスープで
野菜不足を解消**

材料（2人分）

ラム肉…… 骨4本分（約320g）
キャベツ…… 300g
にんじん…… 1/2本
塩・こしょう…… 各少々
白ワイン…… 大さじ2
A
洋風スープの素（顆粒）…… 小さじ1
ローリエ…… 1枚
水…… 2カップ

作り方

1. ラム肉を1本ずつ切り外し、塩・こしょうをふる。キャベツを芯がついたまま半分に切る。にんじんを1.5cm幅に切る。
2. 鍋またはフライパンを熱し、ラム肉とキャベツを入れて焼き色がつくまで焼く。
3. 2に白ワインを入れてひと煮立ちさせる。にんじんとAを加えて蓋をし、弱めの中火でときどき面を返しながら20分蒸し煮にする。

エネルギー	たんぱく質	糖質
325 kcal	20.3 g	7.7 g

（1人分あたり）

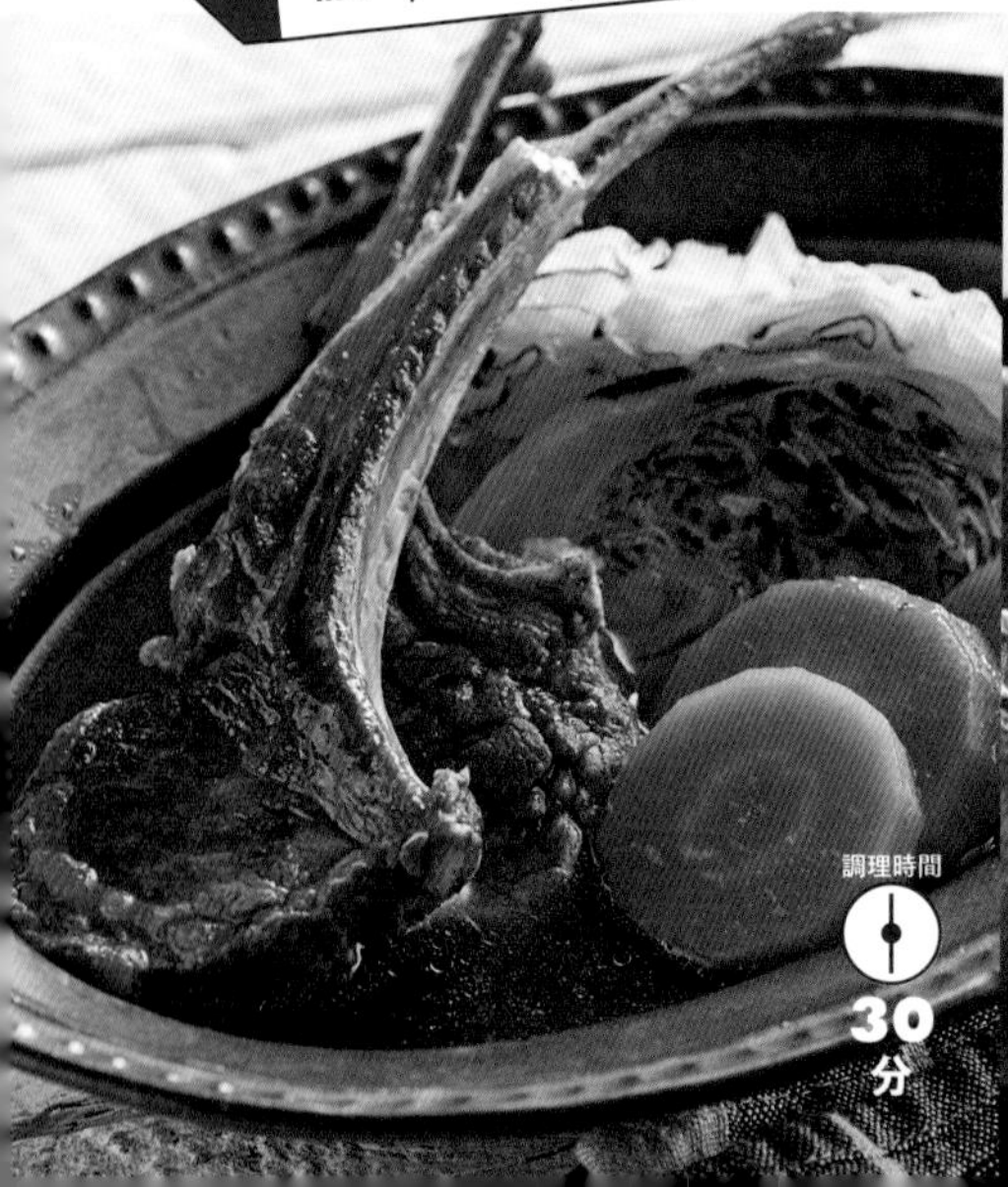

調理時間 30分

ラム肉のシュクメルリ風

**コク深いクリーミーな味わいで
ダイエット中でも大満足**

材料（2人分）

ラム肉…… 骨4本分（約320g）
玉ねぎ…… 1/2個　**塩**…… 小さじ1/2
こしょう…… 少々　**米粉**…… 小さじ2
にんにく（すりおろし）…… 40g
白ワイン…… 大さじ2
A
ヨーグルト…… 100g
洋風スープの素（顆粒）…… 小さじ1
水…… 2/3カップ
生クリーム…… 大さじ1　**バター**…… 20g
オリーブオイル…… 小さじ1　**パセリ**…… 適量

作り方

1. ラム肉を1本ずつ切り外し、塩・こしょうをふって米粉をまぶす。玉ねぎをみじん切りにする。
2. フライパンでオリーブオイルとにんにくを熱し、香りが出たら玉ねぎを入れてなじませる。ラム肉を加えて焼き色がつくまで焼く。
3. 白ワインを2に入れてひと煮立ちさせ、Aを加える。蓋をし、弱めの中火で15分ほど煮る。
4. 3に生クリームを加えて再びひと煮立ちさせ、火を止めてバターを加える。大きめにちぎったパセリを散らす。

エネルギー	たんぱく質	糖質
487 kcal	21.9 g	8.4 g

（1人分あたり）

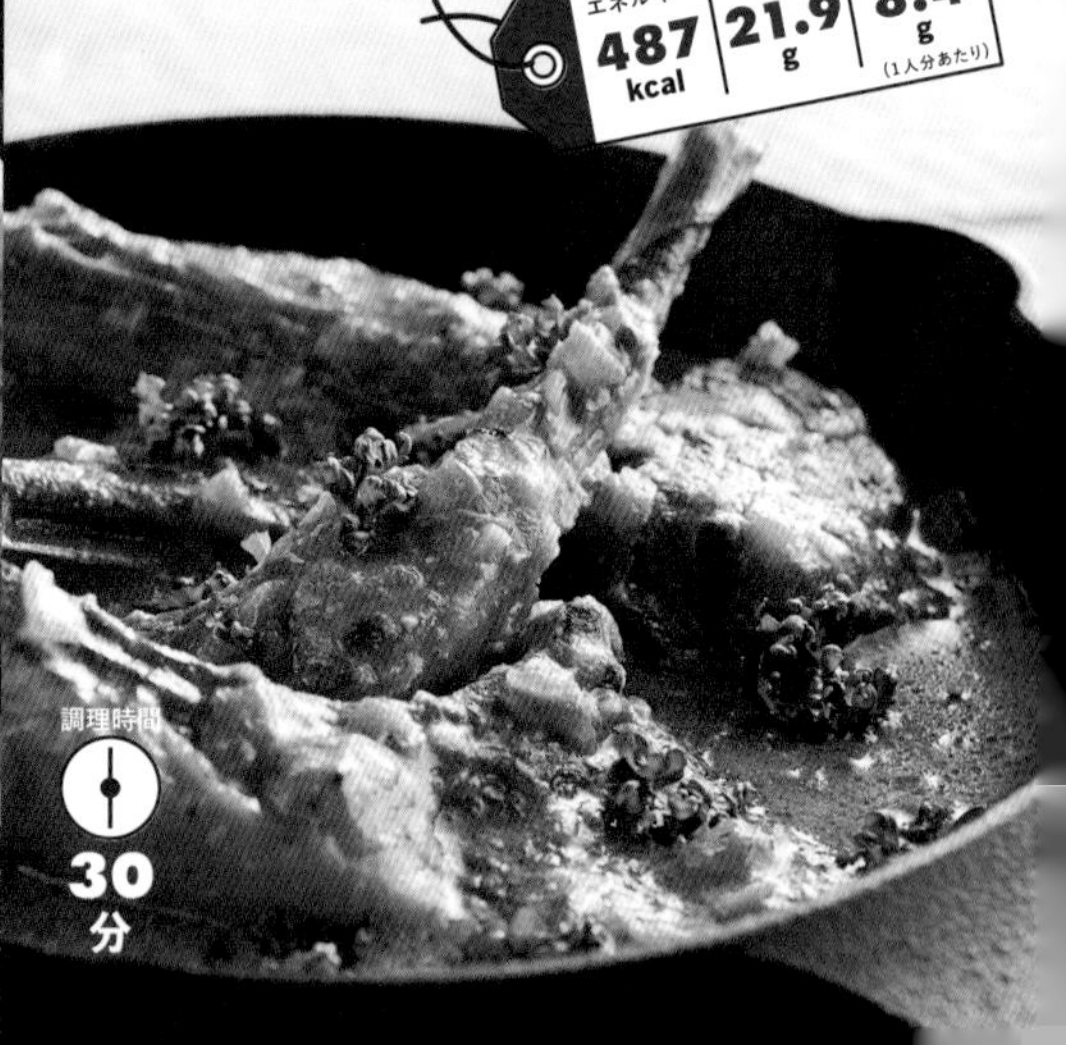

調理時間 30分

調理時間
15
分

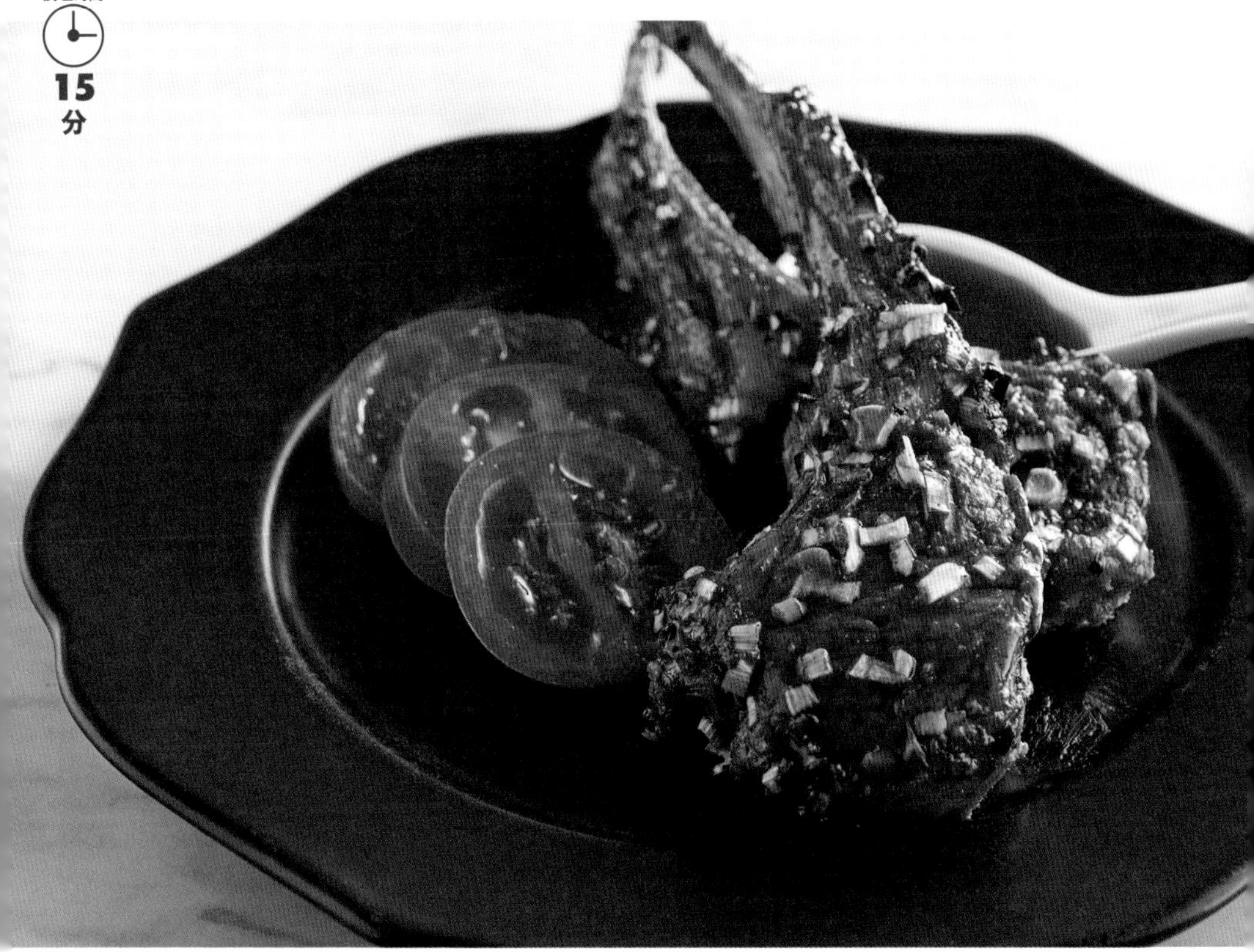

ラム肉の旨辛グリル

調味料をもみ込んで焼くだけ！
豆板醤の辛みが味わいのアクセント

エネルギー	たんぱく質	糖質
288 kcal	19.1 g	0.8 g

（1人分あたり）

材料（2人分）

ラム肉……骨4本分（約320g）

長ねぎ……30g

A
- **紹興酒（または酒）**……小さじ2
- **しょうゆ**……小さじ1弱
- **にんにく・しょうが（すりおろし）**……各小さじ1/2
- **コチュジャン**……小さじ1/2
- **豆板醤**……小さじ1/3
- **塩・こしょう**……各少々

トマト（スライス）……適量　**黒酢**……適量

作り方

1. ラム肉を1本ずつ切り外す。長ねぎをみじん切りにする。
2. 長ねぎとAを混ぜ合わせ、ラム肉にもみ込む。
3. 220℃のオーブンで10分加熱する。器に盛り、トマトと黒酢を添える。

松田リエ厳選！

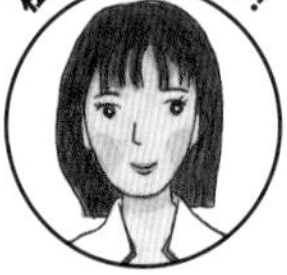

食べてOKおやつ

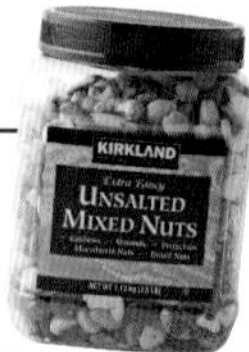

カークランドシグネチャー 無塩 ミックス・ナッツ

1回ひとつかみ程度がおすすめ！

低糖質で栄養豊富なナッツは、ダイエット中のおやつに最適！ くるみに豊富に含まれている**オメガ3脂肪酸は代謝を高める働きがあり、アーモンドに含まれるオレイン酸には、過剰な悪玉コレステロールを抑制して、太りにくくしてくれる働きがあるといわれています。**さらに**良質な脂質には、食べ過ぎを予防し暴飲暴食を防いでくれる効果も期待できます。**ビタミンやミネラル、食物繊維など、ダイエット中特に意識して摂りたい栄養素もたっぷり。

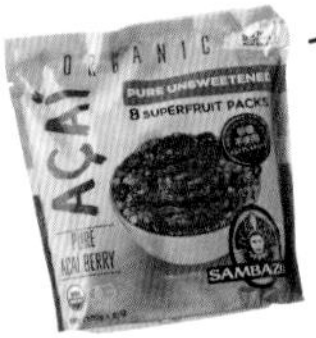

冷凍ピュアアンスウィート 有機アサイー （砂糖不使用タイプ）

1パックずつ使えてヨーグルトなどのトッピングにも◎

アサイーは、抗酸化作用のあるポリフェノールをはじめ、ビタミンE、鉄分、カルシウム、食物繊維など、女性にうれしい栄養の宝庫！ **アンチエイジングや貧血予防などにも効果が期待できます。**コストコで販売されているこの商品は、**無糖なので自分で甘さを調節できるのがうれしいポイント。**牛乳、はちみつなどと一緒にミキサーにかければ、栄養たっぷりでおいしいスムージーの完成。ヨーグルトやオートミールのトッピングとしてもおすすめです。

ダイエット中は甘いものを控えなくてはと考えがちですが、我慢のしすぎは禁物！　我慢が続くと、ストレスが引き金となって暴飲暴食、リバウンドという負のループに陥りやすくなってしまいます。**お菓子は心の栄養と割り切って、適度に楽しむのがダイエットの近道ともいえるでしょう。**あえて特別なスイーツを用意したり、お皿にキレイに盛りつけて飲みものと一緒に食べたりすることで、少量でも満足感を得られます。また、**食後や深夜に食べると脂肪として蓄積されやすいので、おやつを食べるのは午後3時がおすすめです。**「食べてもOKなおやつ」を決めておくのもひとつの方法。特に上の2つはダイエット中におすすめです。

第2章

魚介で瞬食！

SEAFOOD

健康に「やせ体質」になりましょう

SEAFOOD

アトランティックサーモン

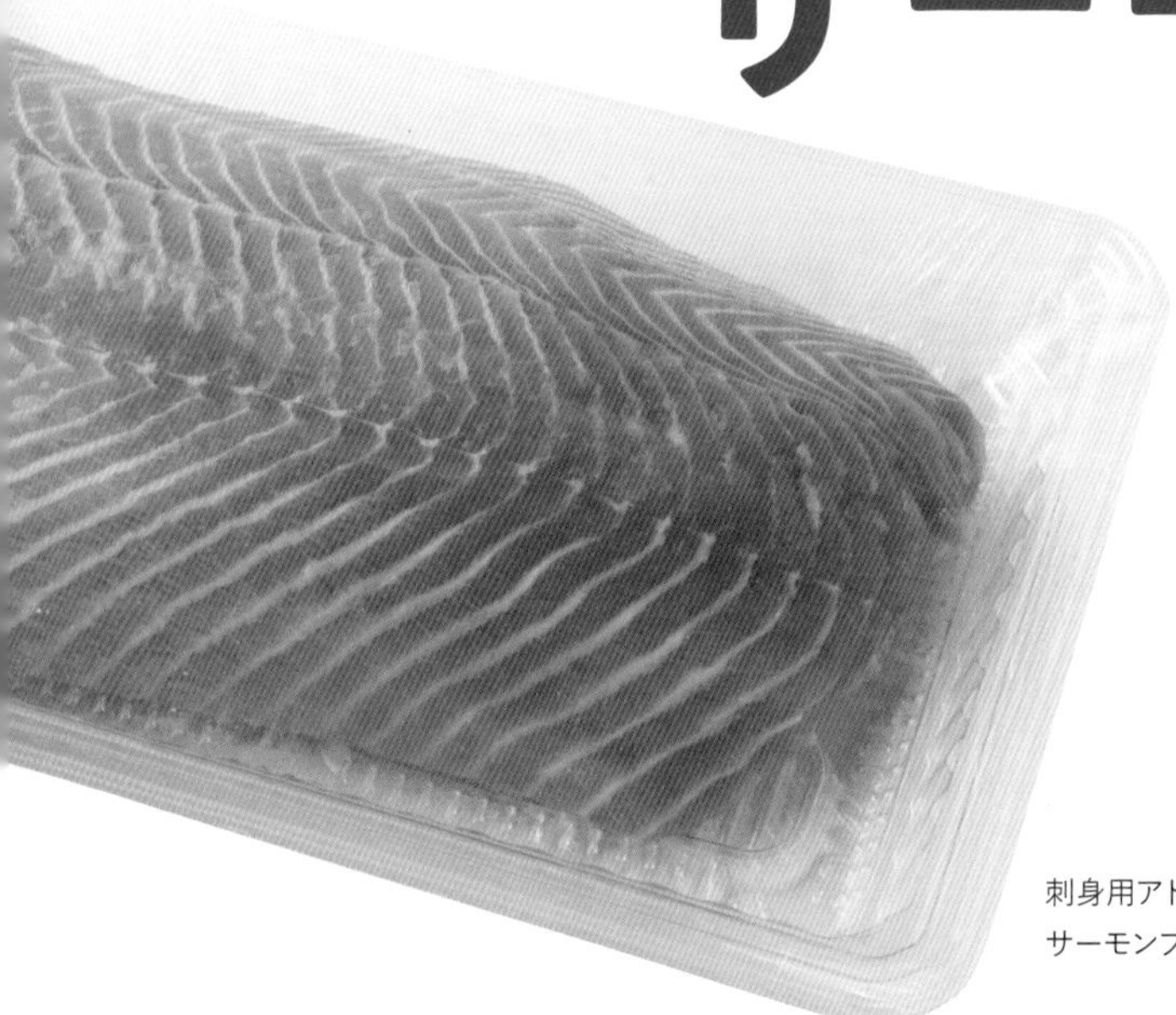

刺身用アトランティック
サーモンフィレ 生・養殖

良質な脂質と
抗酸化作用で
キレイをサポート

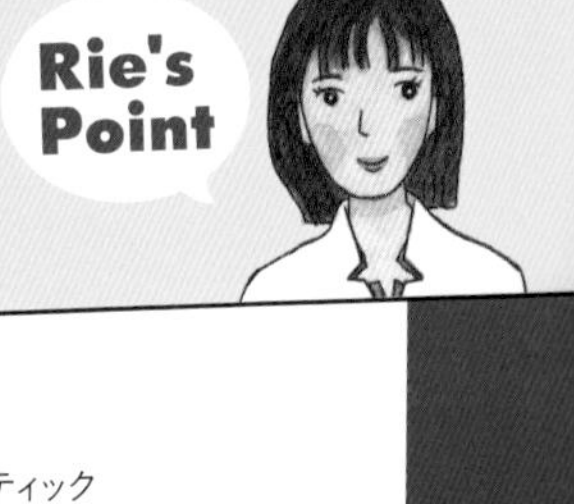

「サーモンは脂がたっぷりだからよくない」と思っている人がいたら、それは間違い！ よくないどころか、ダイエット中積極的に食べたい食品のひとつです。なぜなら、**サーモンの脂に含まれるオメガ3脂肪酸には、中性脂肪を減らしたり、血中の悪玉コレステロールを減らしたり、脳を活性化させたり**と、健康と美容にうれしい効果があるため。また、サーモンの鮮やかなオレンジ色のもとであるアスタキサンチンという色素には、強い抗酸化作用があり、キレイにやせるサポートをしてくれます。

Point 1

オメガ3脂肪酸が豊富

EPAやDHAなどのオメガ3脂肪酸は、脳や心臓などの健康維持に欠かすことができない栄養素で、血液をサラサラにして、体脂肪の蓄積を抑制する働きも担っています。人の体内ではほとんど作ることができないので、食べ物から摂取するのが有効。サーモンのほか、サバやイワシなどの青魚にも多く含まれてます。

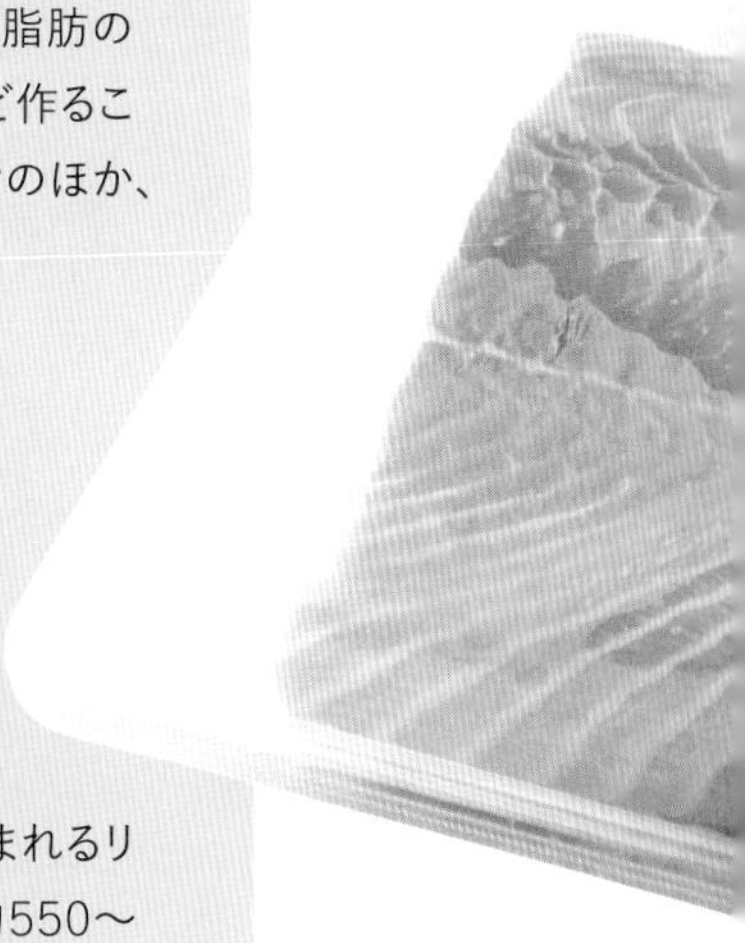

Point 2

アスタキサンチンで健康&キレイに

サーモンに含まれるアスタキサンチンには、トマトなどに含まれるリコピンの約1.6倍、ドライトマトなどに含まれるビタミンEの約550～1000倍ともいわれるほど強い抗酸化力があります。眼精疲労や動脈硬化の予防、美肌効果など、その健康美容効果は多岐にわたり、キレイにやせて若返りたい女性の強い味方です。

Point 3

骨も皮もなく料理の手間をカット

コストコの「アトランティックサーモン」は、およそ1kgほども入った大容量。骨や皮が取り除かれているので、食べられない部分がほとんどありません。自分の好みの大きさに切り分けてそのまま食べることができるので、料理が苦手なずぼらさんにもぴったり。カルパッチョにするなどひと手間加えることで、さらにおいしさがアップします。

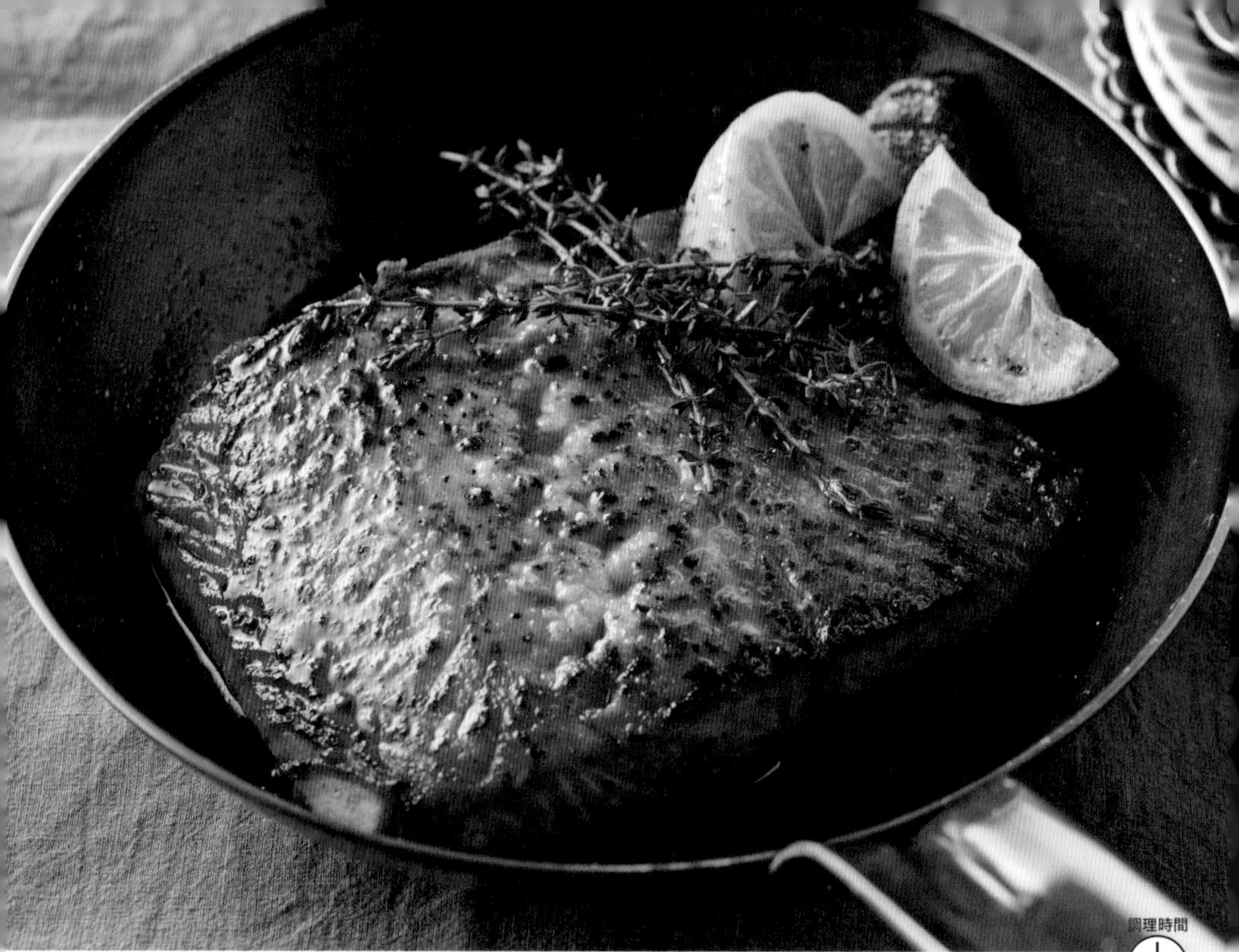

調理時間
10分

サーモンの レモンバタームニエル

エネルギー	たんぱく質	糖質
340 kcal	21.9 g	2.3 g

(1人分あたり)

脂ののったサーモンとレモンバターがマッチしたさわやかな味わい

材料（4〜5人分）

サーモン …… 500g
塩 …… 小さじ1弱
こしょう …… 少々
米粉 …… 大さじ1
白ワイン …… 大さじ2
レモン …… 1/2個
バター …… 10g
タイム …… 適量
オリーブオイル …… 大さじ1

作り方

1 サーモンに塩・こしょうをふり、米粉をまぶす。
2 フライパンにオリーブオイルを熱し、1とタイムを入れて両面にしっかりと焼き色がつくまで焼く。
3 2に白ワインを入れて蓋をし、中〜弱火で4〜5分ほど蒸し焼きにする。レモンを搾り、バターを加えて全体になじませる。

真ん中のどこの部分を使ってもOK！

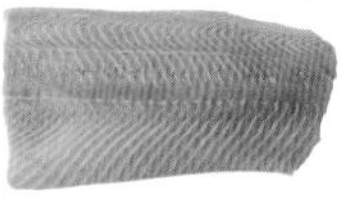

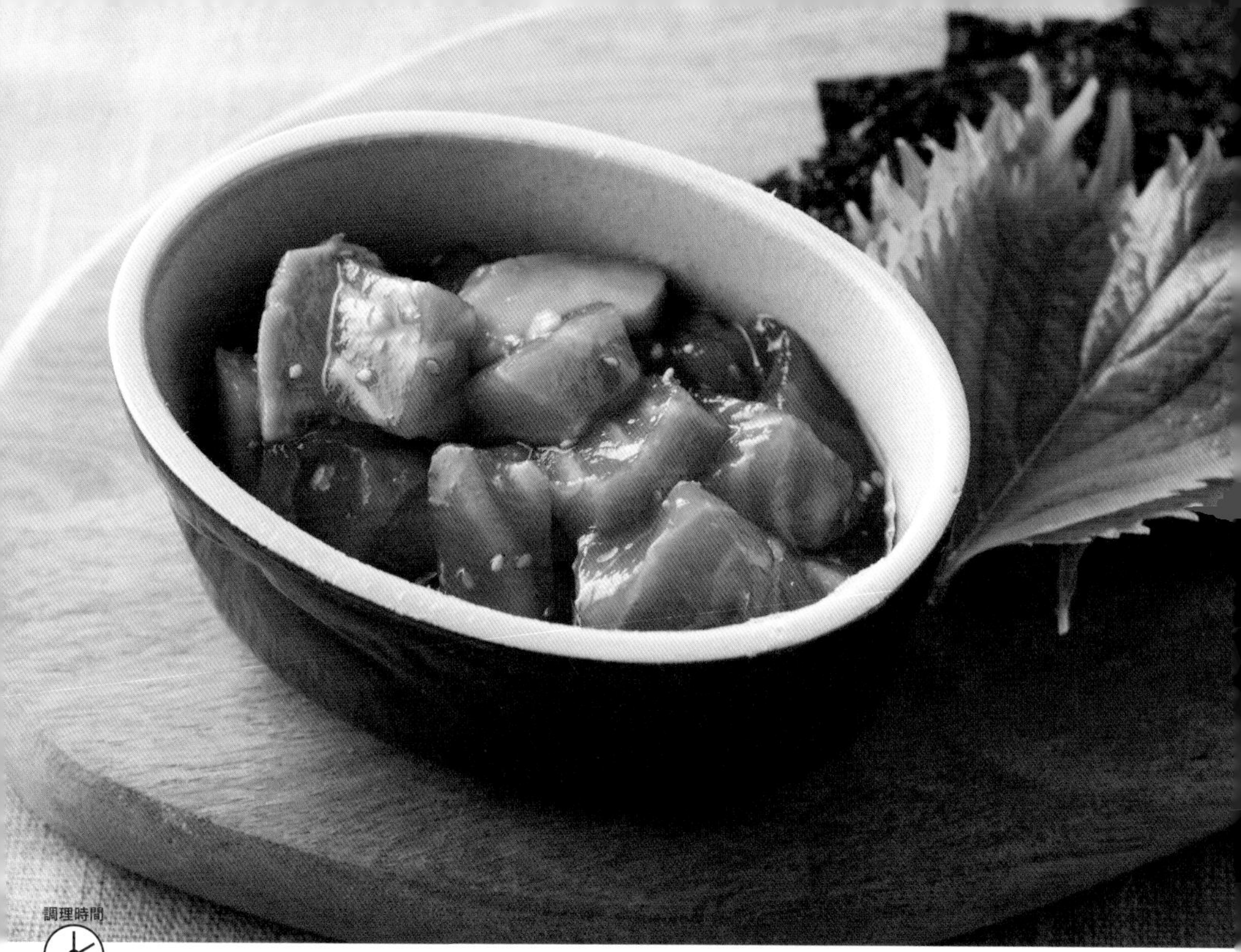

調理時間
10分

サーモンとアボカドのポキ風

エネルギー 256 kcal | たんぱく質 14.0 g | 糖質 5.7 g（1人分あたり）

最強の美容食材コンビで
体の内側からキレイをつくる

材料（2人分）

サーモン …… 150g
アボカド（冷凍／生でも可） …… 50g

A
- **しょうゆ** …… 大さじ1弱
- **煮切りみりん（P16参照）** …… 大さじ1
- **ごま油** …… 小さじ1
- **炒りごま（白）** …… 少々

青じそ・焼きのり …… 各適量

作り方

1. サーモンを1cm角程度に切る。アボカドを解凍し、そのままでは大きいようなら1cm角程度に切る。
2. ボウルに**A**と**1**を入れてざっくりと混ぜる。器に盛り、青じそと焼きのりを添える。

脂が多いお腹の
部分がオススメ

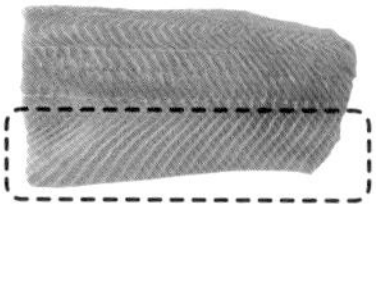

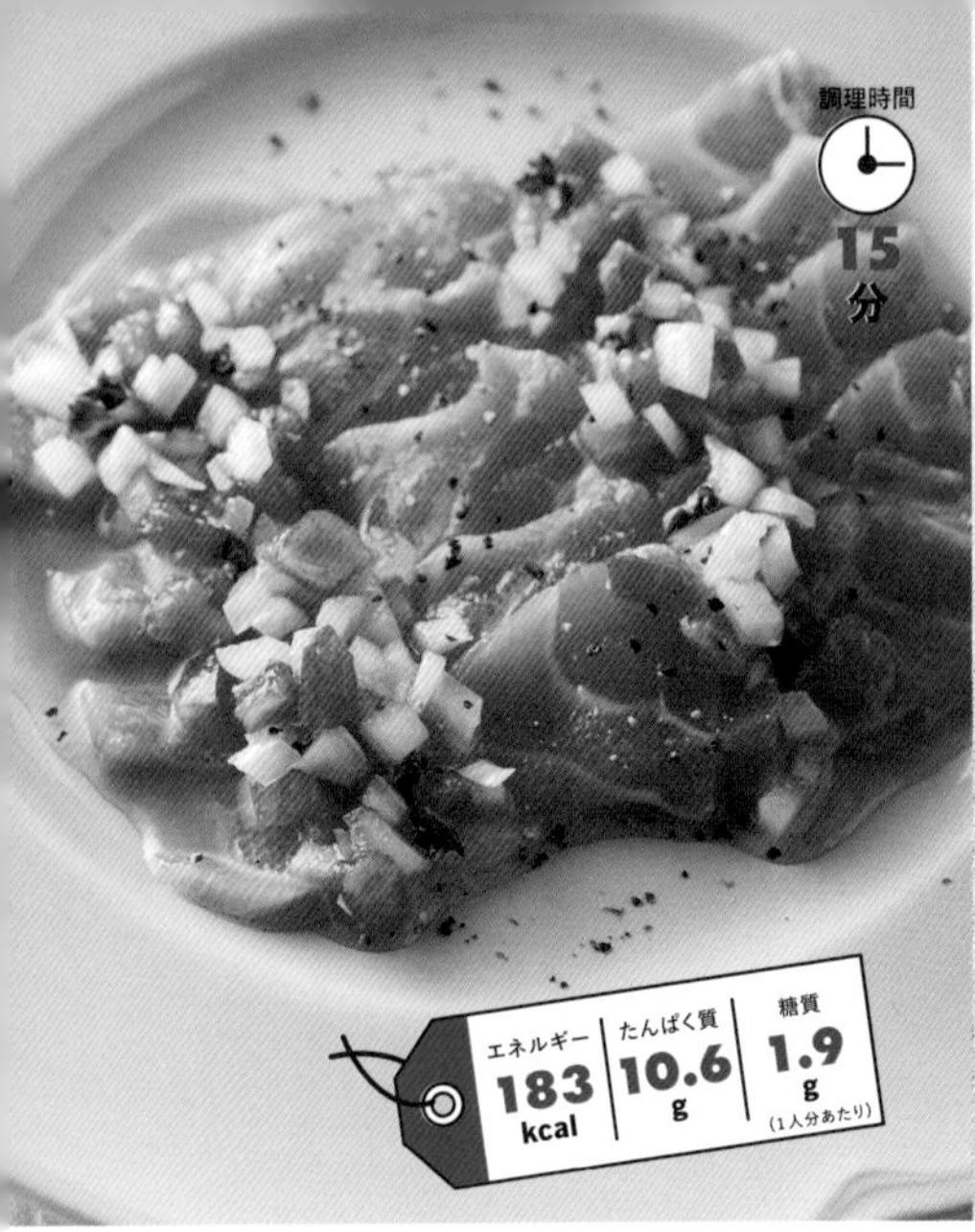

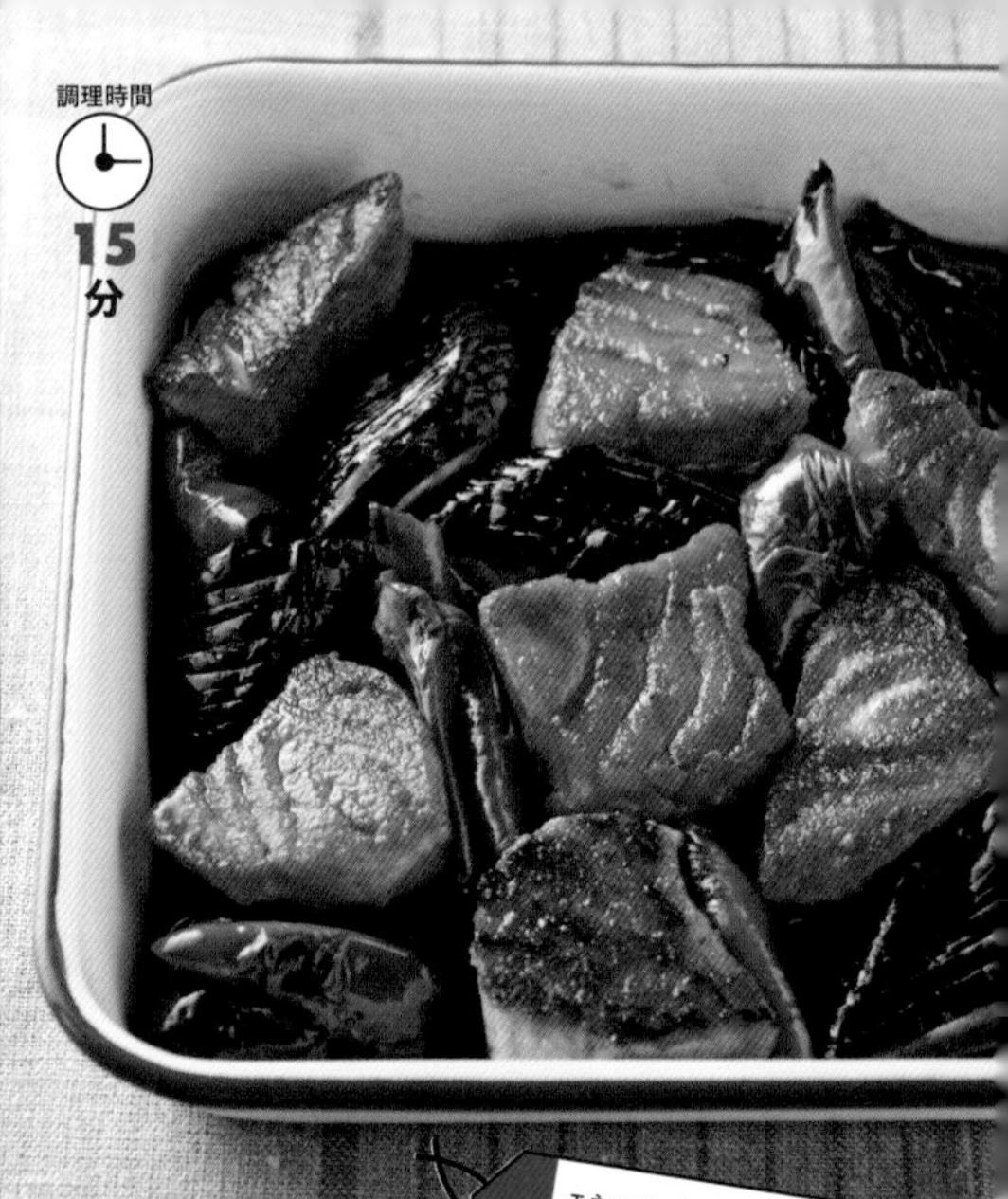

エネルギー 150 kcal ｜ たんぱく質 9.3 g ｜ 糖質 4.5 g (1人分あたり)

サーモンのカルパッチョ

ずぼらさん必見の
手間なし前菜メニュー

材料（2人分）

サーモン……120g
玉ねぎ……30g
トマト……1/4個
オリーブオイル・酢
……各小さじ2
塩……小さじ1/4
こしょう……少々
パセリ・粗びき黒こしょう……各適量

身の分厚い
部分がオススメ

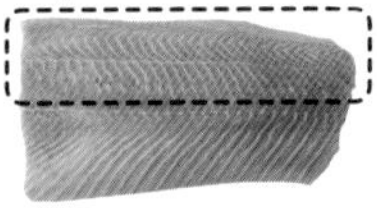

作り方

1. 玉ねぎとトマトを粗みじん切りにし、オリーブオイル、酢、塩・こしょうと混ぜてソースを作っておく。
2. サーモンを薄めにスライスして皿に並べ、1をかける。きざんだパセリ、粗びき黒こしょうをふる。

サーモンと野菜の焼き漬け

不足しがちなビタミンが手軽にとれる!
ポン酢しょうゆでさっぱり召し上がれ

材料（4人分）

サーモン……200g
なす……2本
ピーマン……2個
塩・こしょう……各少々
米粉……小さじ1
A **煮切りみりん（P16参照）**……大さじ1
A **ポン酢しょうゆ（P18参照）**……大さじ2
A **水**……大さじ2
ごま油……大さじ1/2

端の部分でも
おいしく使える!

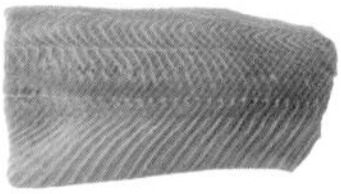

作り方

1. サーモンをひと口大に切り、塩・こしょうをふって米粉を全体にまぶす。なすとピーマンに切り込みを入れ、大きめのひと口大に切る。
2. フライパンにごま油を熱して1を入れ（なすとピーマンは皮目から入れる）、面を返しながら焼く。
3. Aをバットに入れてよく混ぜ合わせ、2を温かいうちに加えて漬け込む。

調理時間
15分

サーモンとレモンのピラフ

脂肪を燃焼して食欲をセーブ!
レモンの力でキレイにダイエット

エネルギー	たんぱく質	糖質
375kcal	11.4g	38.6g

(1人分あたり)

材料(2人分)

ご飯……200g
サーモン……100g
にんにく(みじん切り)……10g
玉ねぎ……1/2個
レモン……1/2個
塩……小さじ2/3
こしょう……少々
パセリ……適量
オリーブオイル……小さじ2
バター……10g
粗びき黒こしょう……少々

作り方

1. サーモンを1cm角程度に切る。玉ねぎをみじん切りにする。レモンを薄く2枚切り、残りは汁を搾っておく。
2. フライパンでオリーブオイルとにんにくを熱し、香りが出たら玉ねぎを入れて炒める。しんなりとしてきたらサーモンを加えてさっと炒め、ご飯を加える。
3. 全体がなじんだら、塩・こしょう、レモン汁、レモンの薄切り2枚を加えて炒める。火を止め、バターとちぎったパセリを加えて混ぜる。粗びき黒こしょうをふる。

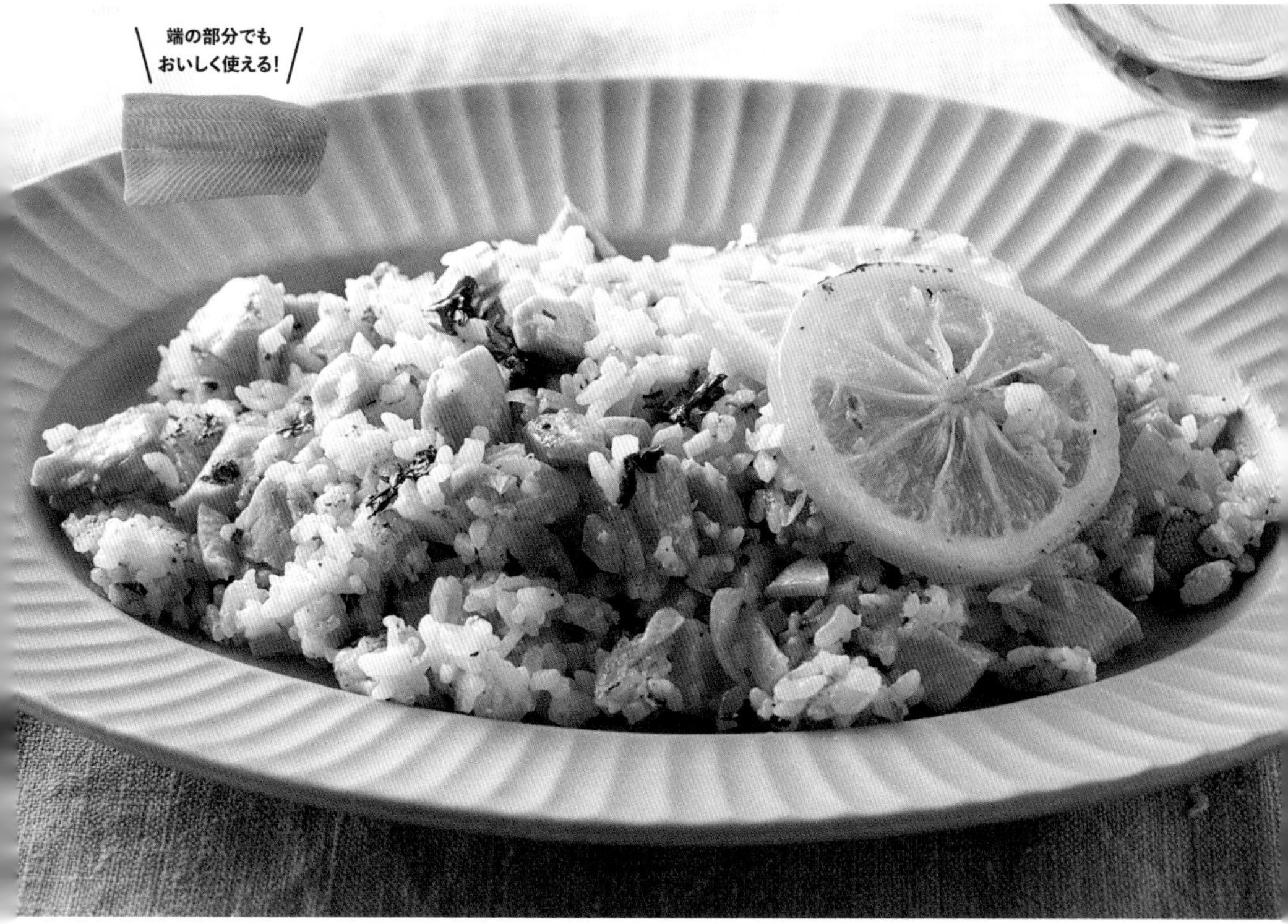

生パンガシウス

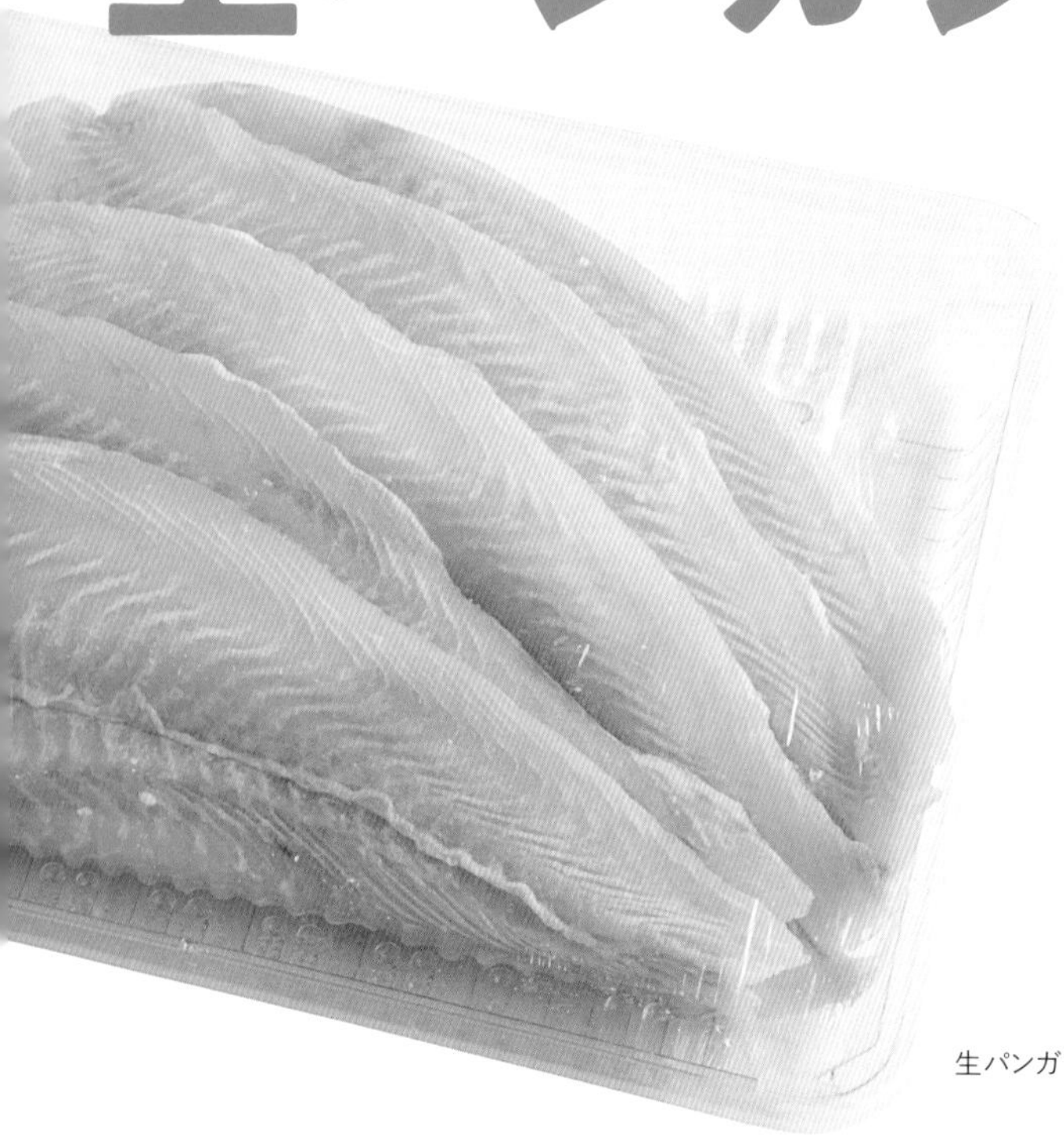

生パンガシウスフィレ

アレンジしやすい！
注目の
ダイエット新食材

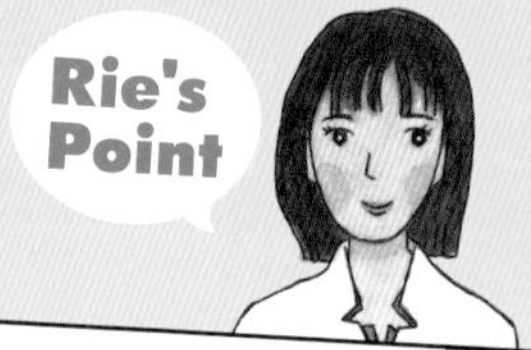

みなさんパンガシウスをご存じでしょうか？　日本ではあまりなじみがありませんが、パンガシウスは、東南アジアを中心に生息している食用なまずの一種。コストコでは、冷凍ではなく生の状態で販売されています。**高たんぱく低糖質で味にクセがなく、アレンジしやすいため近年注目を集めています**。アトランティックサーモン同様、皮や骨、血合いなどが除去されているので、魚を捌《さば》くのが苦手な人にもおすすめ。コスパもよいため、日々の献立のレパートリーに、ぜひ加えてみましょう。

Point 1

高たんぱく低カロリーで ダイエットに◎

パンガシウスの100gあたりのカロリーは98kcal程度。これは、ヘルシー食品の代表である鶏肉のささみとほぼ同じです。ほかの魚と比べても低カロリーなのにたんぱく質はしっかりと摂取できるので、ダイエット中のたんぱく源にぴったり。

Point 2

ビタミンやミネラルが バランスよく摂れる

たんぱく質が豊富なのはもちろんのこと、ビタミンやマグネシウム、カルシウム、リン、鉄分など、ダイエット中に不足しがちな栄養素がバランスよく含まれています。お手頃価格で栄養たっぷりなので、ダイエットの強い味方！

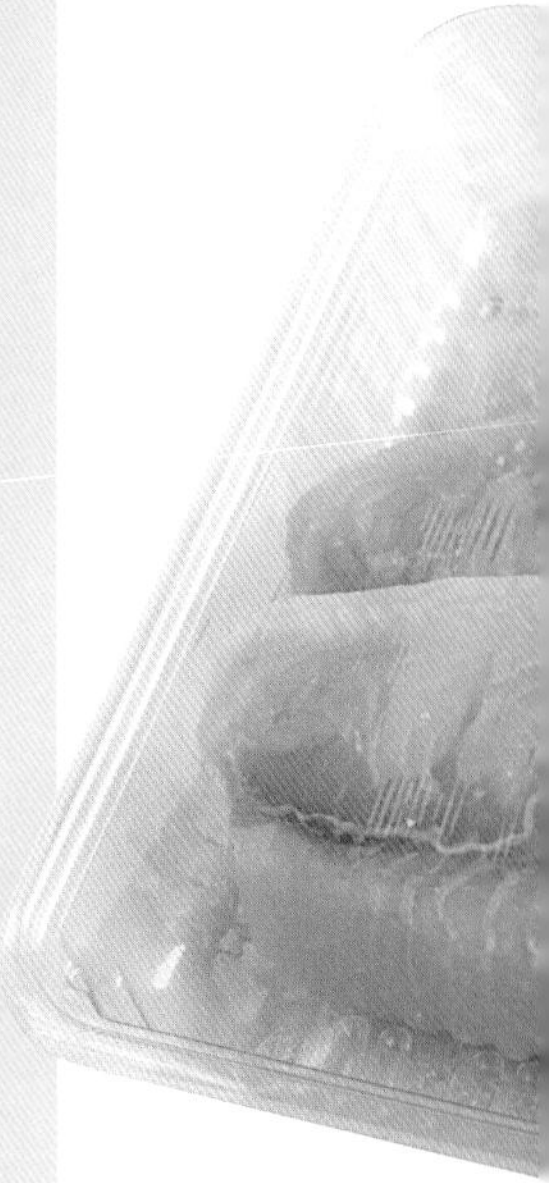

Point 3

味にクセがなく どんな料理にも使いやすい

なまずの一種といっても一般的な白身魚のような見た目で味にクセがなく、和洋中、エスニックなど多彩な味つけと相性抜群。調理法も選ばないので、大きくて使いきれないという心配もご無用！ 日本の家庭になじみ深い鮭のような感覚で、さまざまな料理に活用することができます。

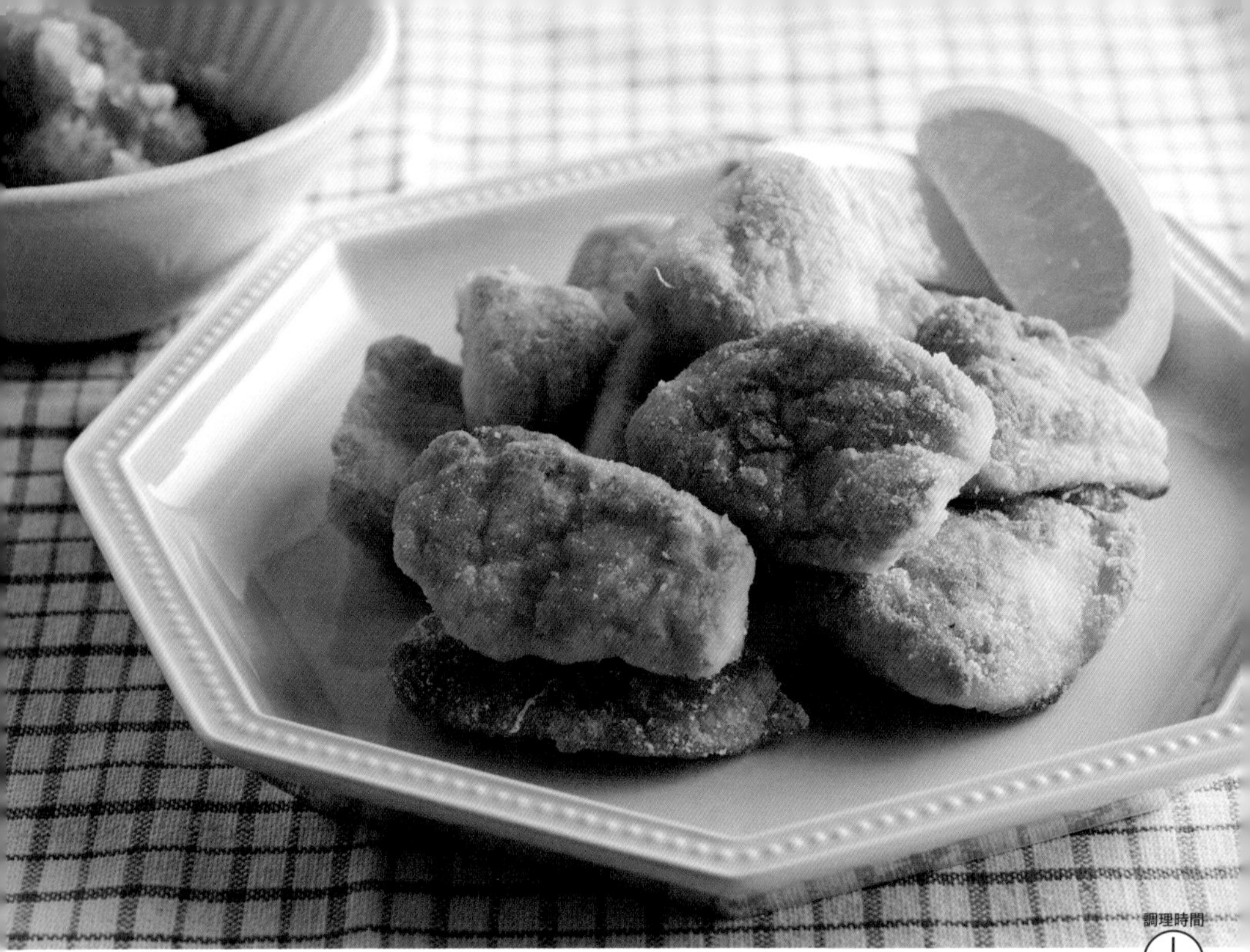

調理時間
15分
漬け込み時間含まず

パンガシウスの唐揚げ

エネルギー 187 kcal
たんぱく質 11.0 g
糖質 4.0 g
(1人分あたり)

外はカラッと中はふっくら
揚げ焼きでカロリーオフ!

材料(3人分)

パンガシウス …… 1枚(約200g)
大根(すりおろし) …… 100g
A **塩・こしょう** …… 各少々
A **にんにく・しょうが(すりおろし)** …… 各5g
米粉 …… 大さじ1
ポン酢しょうゆ(P18参照) …… 大さじ1
オリーブオイル …… 大さじ1と1/2
レモン …… 適量

作り方

1. パンガシウスをひと口大に切り、Aとともにポリ袋に入れてもみ込み、30分ほどおく。
2. 1に米粉をまぶし、オリーブオイルを熱したフライパンで全体がカリッとするまで揚げ焼きにする。
3. 水気をきった大根おろしとポン酢しょうゆを合わせ、別の器に盛る。くし形に切ったレモンを添える。

パンガシウスの身には調味料をしっかりもみ込み、下味をつける。パンガシウスは白身魚ながら、加熱してもほぐれにくいのが良い点。

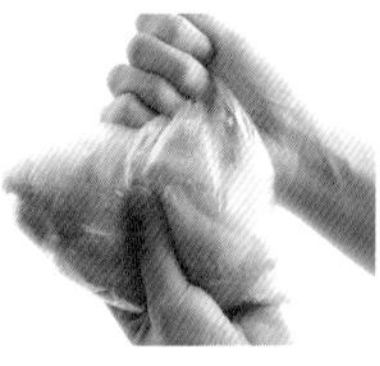

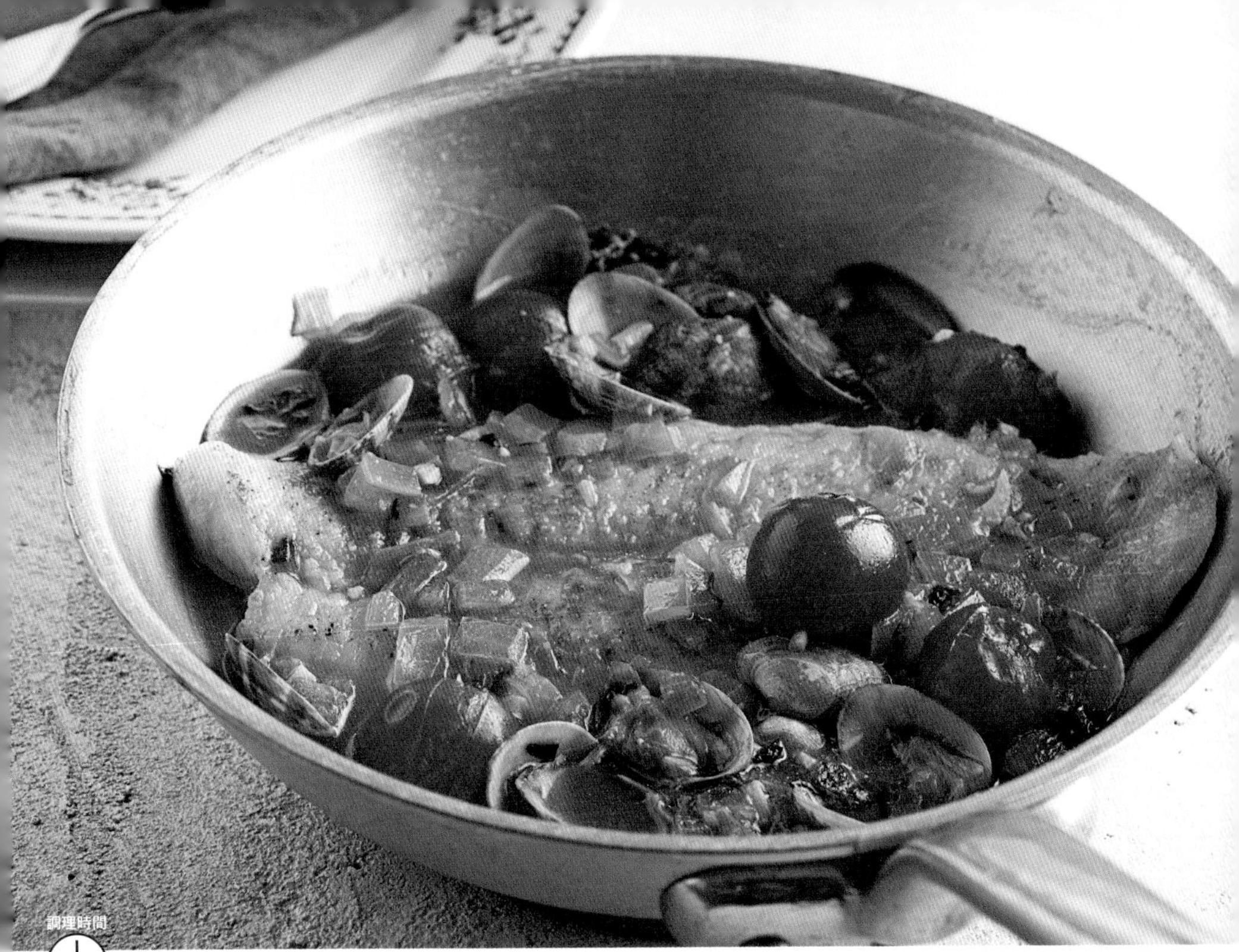

調理時間
20分

アクアパッツァ

アサリやトマトのうまみが凝縮！
切り身で作る絶品アクアパッツァ

エネルギー 166 kcal　たんぱく質 11.9 g　糖質 3.7 g
(1人分あたり)

材料（2〜3人分）

パンガシウス …… 1枚(約200g)
アサリ …… 150g
玉ねぎ …… 1/2個
ミニトマト …… 6個
塩・こしょう …… 各少々
　仕上げ用　各適量
にんにく(みじん切り) …… 10g
白ワイン …… 大さじ4
水 …… 1/2カップ
オリーブオイル …… 小さじ2
パセリ …… 適量

作り方

1. 玉ねぎを1cm角程度にきざむ。アサリをこすり洗いする。パンガシウスに塩・こしょうをふる。
2. フライパンでオリーブオイルとにんにくを熱し、香りが出たら玉ねぎを入れてさっと炒める。パンガシウスを加えて両面に焼き色がつくまで焼く。
3. アサリ、白ワイン、水を加えてひと煮立ちさせ、ときどき煮汁を回しかけながら中火で5分ほど煮る。
4. 3にミニトマトを加え、フライパンを揺すりながら2分煮詰める。塩・こしょうで味をととのえ、パセリをちぎって入れてなじませる。

パンガシウスと野菜の甘酢炒め

調理時間 20分

酢に含まれるアミノ酸が
脂肪燃焼をサポート!

エネルギー 110 kcal ｜ たんぱく質 6.7 g ｜ 糖質 6.4 g (1人分あたり)

材料（3〜4人分）

パンガシウス …… 小1枚(約150g)
ピーマン …… 2個
パプリカ(赤) …… 1/4個
玉ねぎ …… 1/2個
しいたけ …… 2枚
塩・こしょう …… 各少々
米粉 …… 小さじ1

A
- **鶏がらスープの素(顆粒)** …… 小さじ1/2
- **片栗粉** …… 小さじ1
- **水** …… 大さじ5
- **酢** …… 大さじ1
- **しょうゆ** …… 大さじ1
- **煮切りみりん(P16参照)** …… 大さじ1

ごま油 …… 小さじ2

作り方

1. パンガシウスをひと口大に切り、塩・こしょうをふって米粉をまぶす。ピーマン、パプリカ、玉ねぎ、しいたけをひと口大に切る。
2. フライパンにごま油を熱し、パンガシウスを入れて両面を焼いたら、一度取り出す。
3. 同じフライパンに1の野菜を入れて炒める。全体の色が変わってきたらAを加え、混ぜながら煮詰める。とろみがついてきたらパンガシウスを戻し入れ、全体がドロッとするまで炒め合わせる。

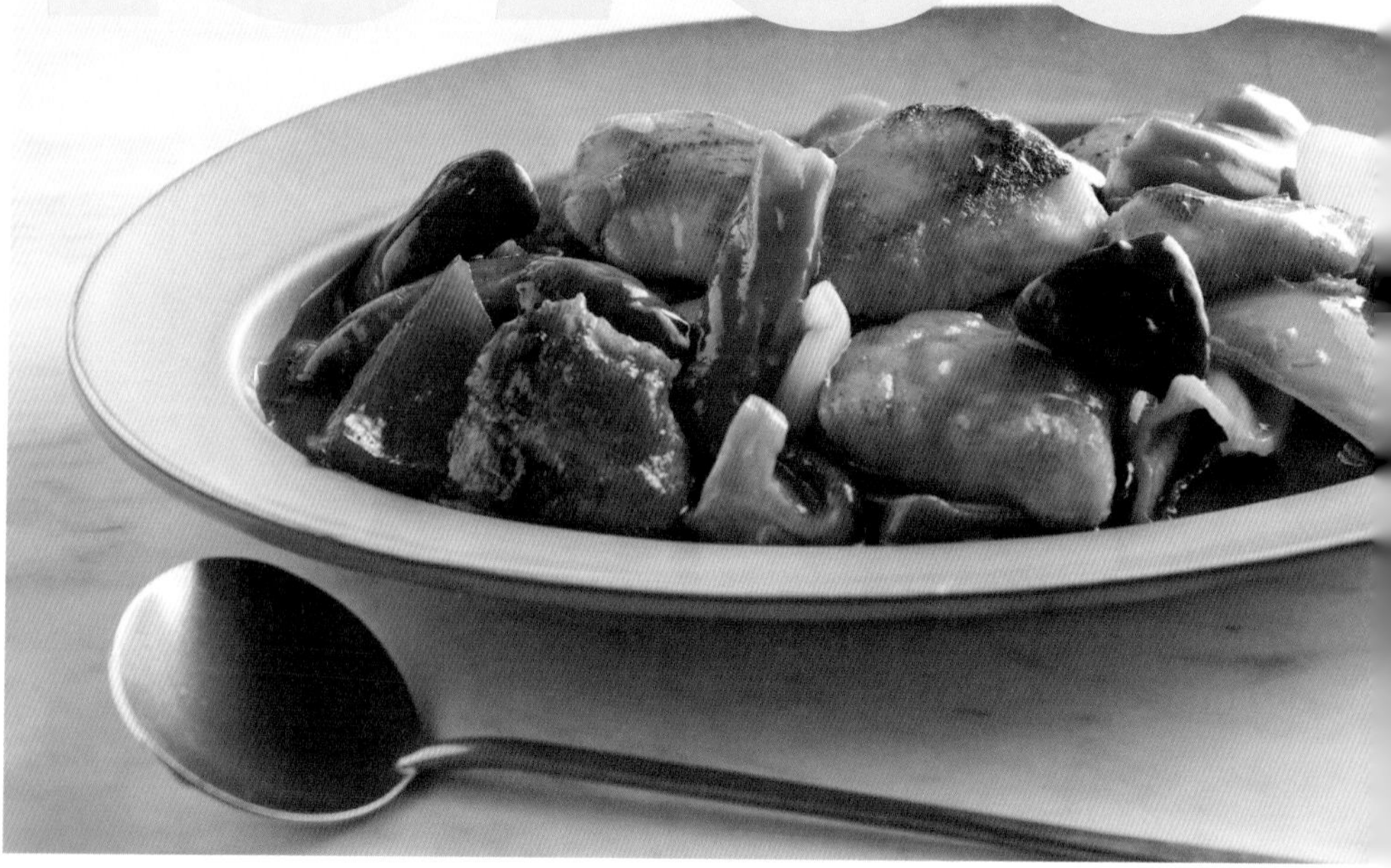

調理時間
10分
炊飯時間含まず

パンガシウスときのこの和風炊き込みご飯

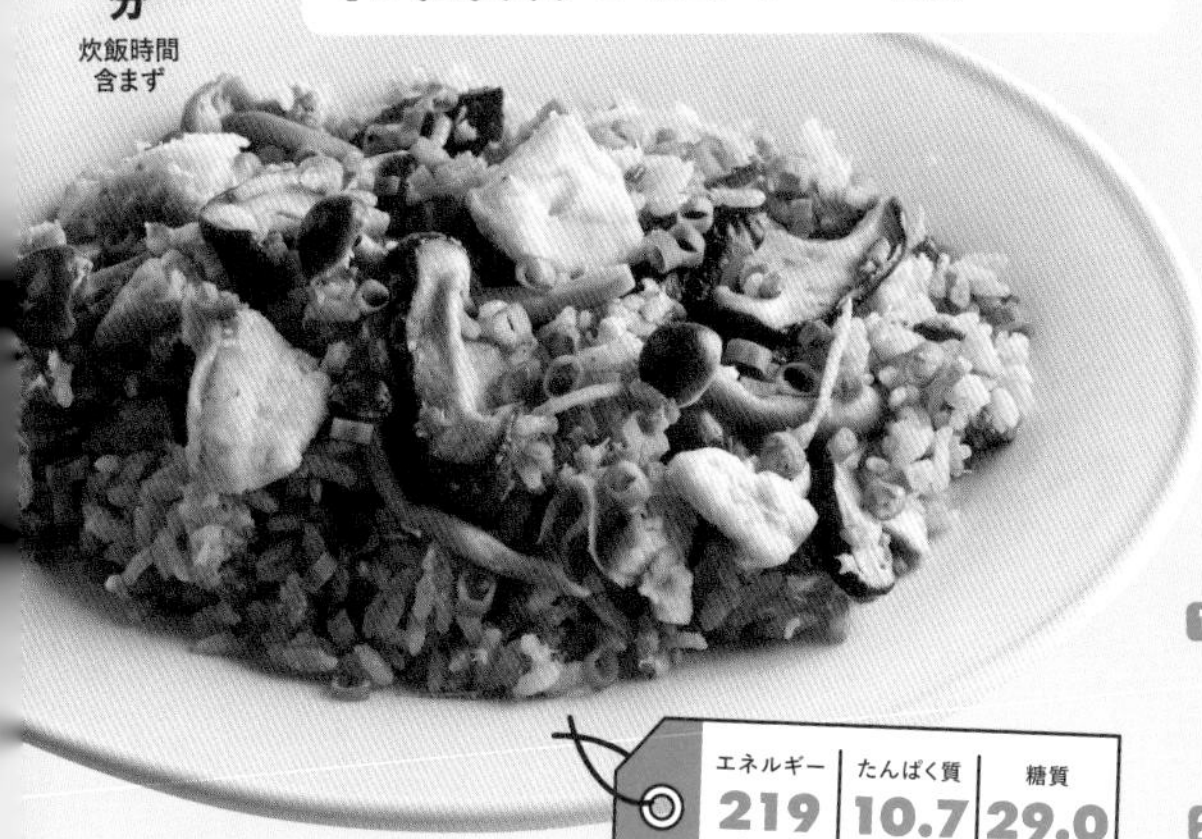

エネルギー	たんぱく質	糖質
219 kcal	10.7 g	29.0 g

（1人分あたり）

炊飯器で一発！
きのこでカサ増し＆食物繊維もたっぷり

材料（4人分）

米……1合　**パンガシウス**……1枚（約200g）
きのこ類（今回はしめじとしいたけを使用）……150g
しょうが（みじん切り）……10g
塩・こしょう……各少々
塩……小さじ1/2弱　**酒**……大さじ1
しょうゆ……大さじ1　**だし汁**……適量
小ねぎ（小口切り）……適量

作り方

1. パンガシウスに塩・こしょうをふる。しめじの石づきを除いてほぐす。ほかのきのこ類は薄切りにする。
2. 炊飯釜に米、塩、酒、しょうゆを入れ、1合の線よりも5mmほど下までだし汁を注ぐ。パンガシウス、きのこ類、しょうがをのせて普通炊飯する。
3. 炊き上がったらパンガシウスを大きめにほぐして混ぜ合わせる。器に盛り、小ねぎを散らす。

材料（2人分）

ご飯……200g
カリフラワーライス（冷凍）……200g
パンガシウス……小1枚（約150g）
米粉……小さじ2
A **しょうゆ**……大さじ1　**酒**……大さじ1
A **煮切りみりん（P16参照）**……大さじ1
A **水**……大さじ3
ベビーリーフ……適量
ごま油……小さじ2　**山椒**……適量

作り方

1. パンガシウスを半分に切り、米粉をまぶす。
2. フライパンにごま油を熱し、パンガシウスを入れて両面を焼く。焼き色がついたらAを加え、弱めの中火でタレを回しかけながらとろみがつくまで煮詰める。
3. カリフラワーライスを袋の表示通りに解凍し、ご飯と混ぜ合わせる。器にご飯を盛り、上にベビーリーフを敷いて2をのせる。フライパンに残ったタレをかけ、山椒をふる。

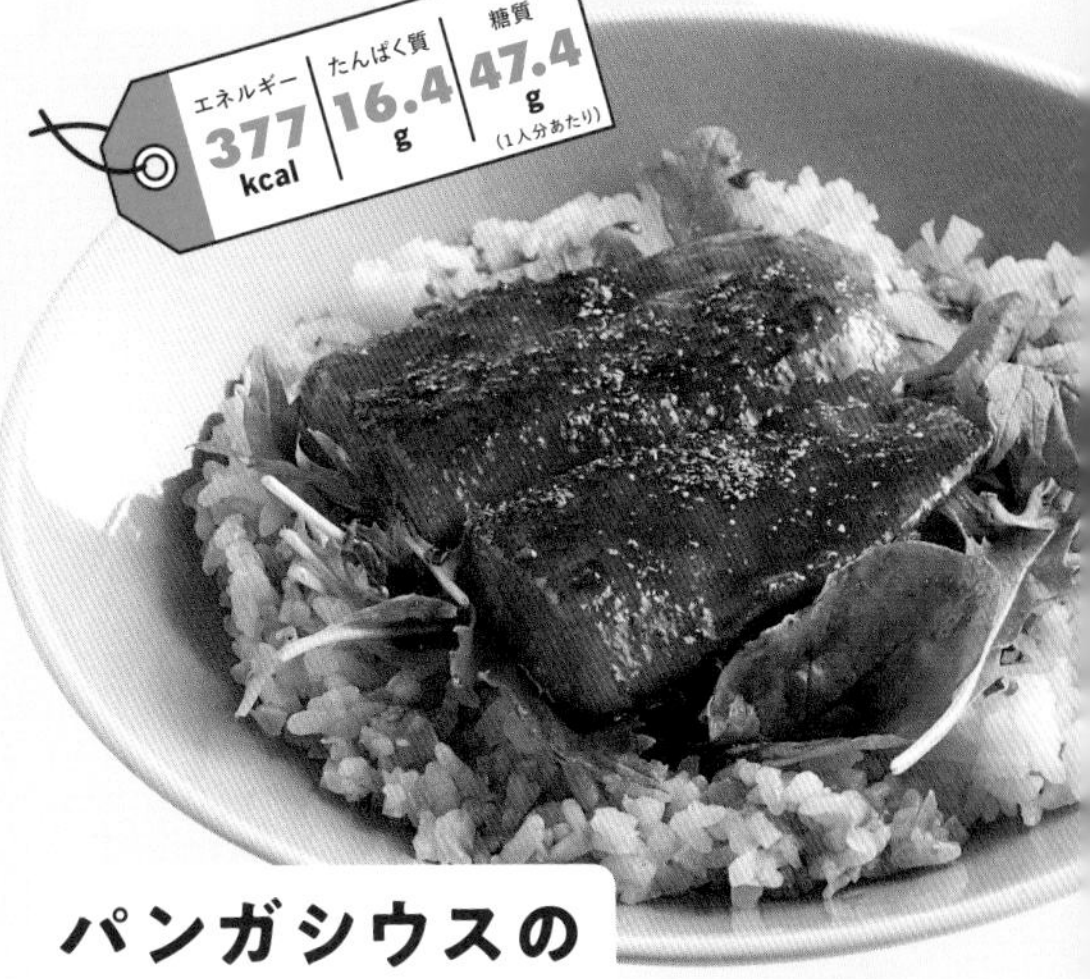

エネルギー	たんぱく質	糖質
377 kcal	16.4 g	47.4 g

（1人分あたり）

パンガシウスの蒲焼風

カロリーが気になる蒲焼も
煮切りみりんで解決

調理時間
15分

シーフードミックス

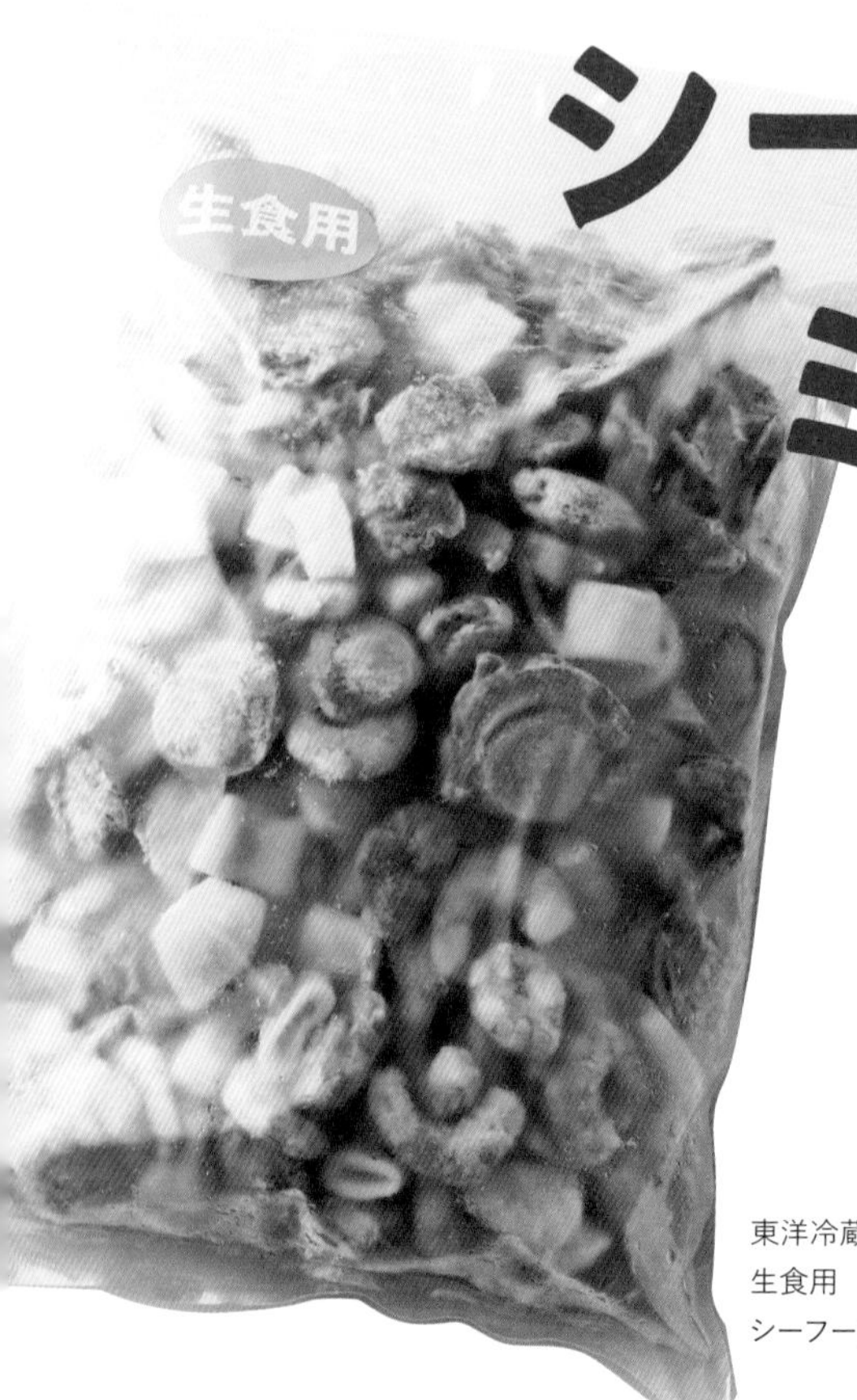

東洋冷蔵株式会社
生食用
シーフードミックス 1kg

そのまま食べてOK！
女性ホルモンも
パワーアップ

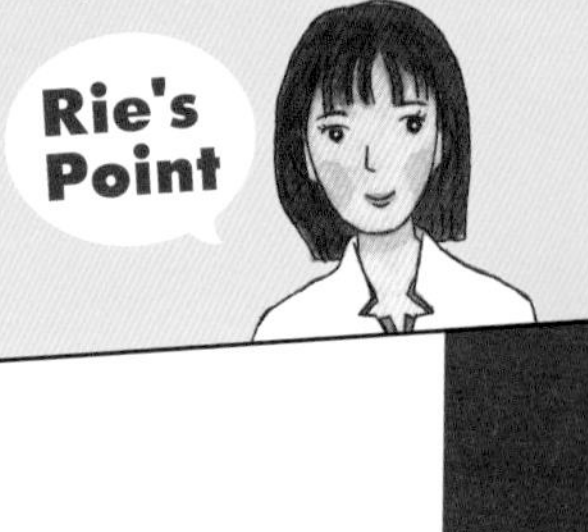

シーフードミックスは、肉や魚と同じく高たんぱく低糖質でダイエット向きの食品。中でも私がおすすめしたいのが、コストコオリジナルの冷凍シーフードミックスです。**おすすめする最大の理由は、生食用であること**。解凍後そのまま食べられるので、ボイルする手間がかかりません。レタスやチーズなどとあえて、サラダにするのもおすすめ。エビ、ホタテ、ヤリイカ、ムール貝などバランスよく入っているので、**これを使うだけで普段の料理が豪華な仕上がりに！** 主役級おかずを手軽に作ることができます。

Point 1

たんぱく質と亜鉛の相乗効果で美肌&美髪に

貝類に多く含まれる亜鉛には、健康な肌や髪を維持する働きがあります。肌や髪を作るもととなるたんぱく質とセットで摂ることで相乗効果が生まれ、美肌や美髪効果がアップ。亜鉛には免疫力を高める効果もあるので、ウイルスなどから体を守る効果も期待できます。

Point 2

味覚が正常になればやせ速度がアップ

ラーメンやファストフード、甘いものなど味の濃いものばかり食べていると、味覚が鈍り濃い味つけでないと満足できなくなってしまいます。こうしたデブ味覚に陥っている人は、亜鉛を摂ることで味覚を正常に戻せるかもしれません。味覚が戻ると自然とこってりした高カロリーなものを欲さなくなり、やせ体質になれます。

Point 3

タウリンがコレステロールを減らす

甲殻類に含まれるタウリンは、血圧が上がりすぎないよう正しく保ち、コレステロールなどを減らす働きがあります。また、抗酸化作用もあるといわれていて、細胞へのダメージが抑えられるという、うれしい効果も。タウリンには視力の回復効果もあるので、疲れたときにぜひ食べたい食材です。

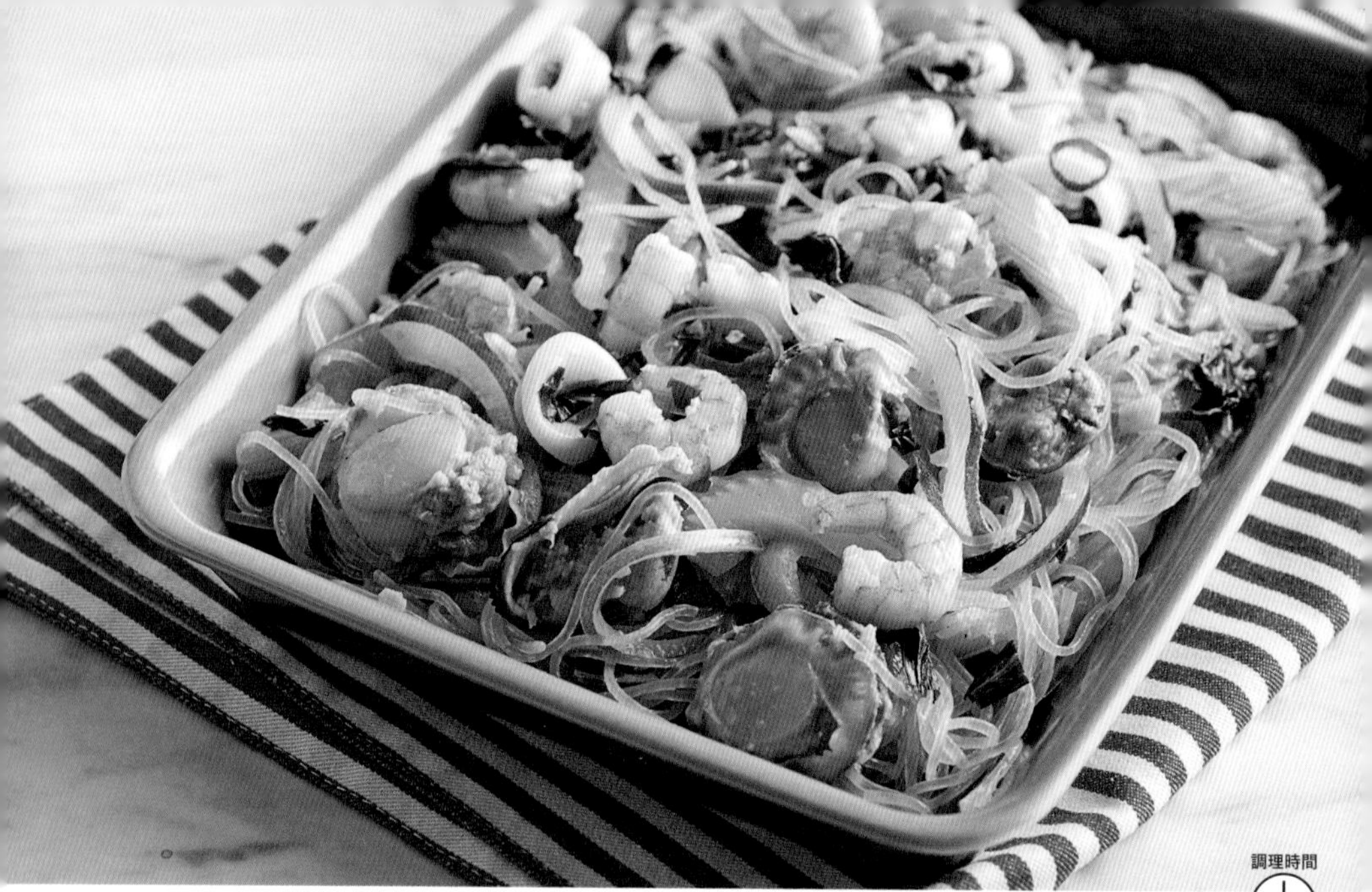

調理時間
20分

春雨のアジアン炒め

ゴロゴロ入った魚介に大満足！
おうちで簡単＆栄養満点のエスニック料理

エネルギー	たんぱく質	糖質
94 kcal	9.5 g	9.1 g

（1人分あたり）

材料（4人分）

干しエビ……大さじ1/2
水……3/4カップ
シーフードミックス
……200g
紫玉ねぎ……1/2個
春雨（乾燥）……35g
にんにく……10g
輪切り唐辛子……適量
ナンプラー・ライム汁
……各大さじ1と1/2
ココナッツオイル
……小さじ2

作り方

1. 干しエビを分量の水でもどしてみじん切りにする（もどし汁は捨てずにとっておく）。紫玉ねぎを細切りにする。
2. フライパンでココナッツオイルとにんにく、干しエビ、輪切り唐辛子を熱し、香りが出たらシーフードミックスを凍ったまま入れる。干しエビのもどし汁と春雨を加え、春雨の上下を返しながら煮汁に浸して炒める。
3. 煮汁が1/3程度になってきたら火を止め、ナンプラー、ライム汁、紫玉ねぎを加えてざっくり混ぜる。
4. 紫玉ねぎがしんなりとしてきたらバットに移す。粗熱がとれるまでときどき混ぜ、味をなじませる。

コストコのシーフードミックスは加熱済みタイプ。火の通りを気にせず使用でき、加熱時に身が縮む心配もない。

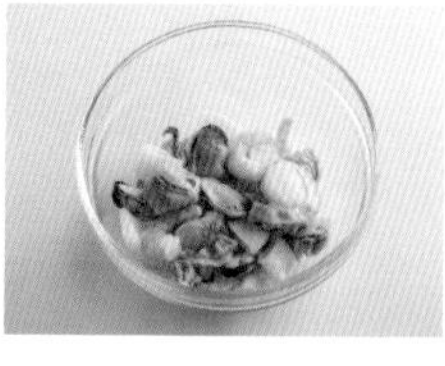

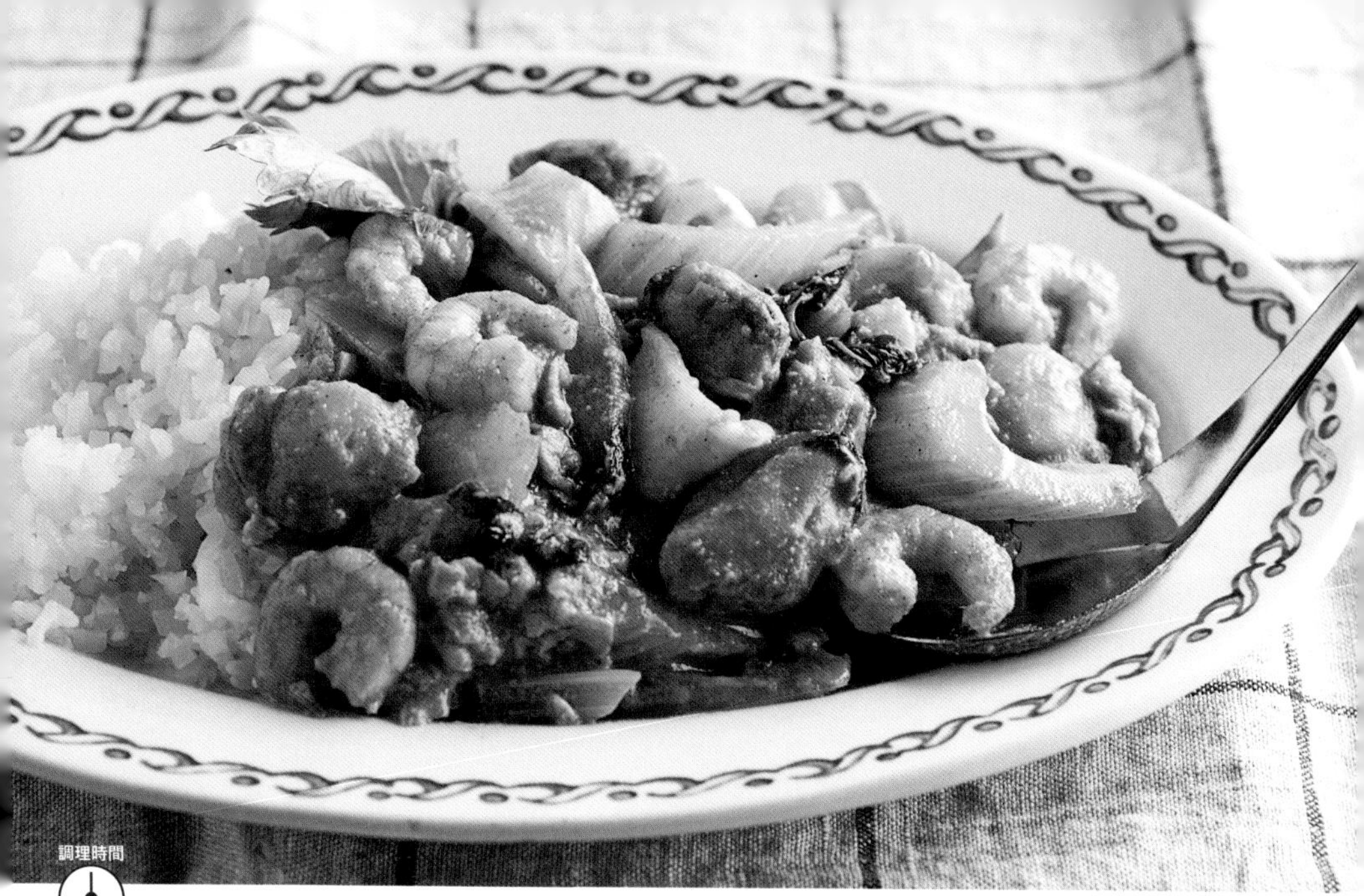

調理時間
20分

シーフードミックスの パッポンカレー風

エネルギー 402kcal ｜ たんぱく質 21.1g ｜ 糖質 40.2g （1人分あたり）

高血圧や肥満予防にも！
ココナッツミルクでまろやかなタイカレー風

材料（3〜4人分）

ご飯 …… 300g
カリフラワーライス（冷凍） …… 300g
シーフードミックス …… 300g
玉ねぎ …… 1/2個
セロリ …… 1本（100g）
卵 …… 2個
にんにく（みじん切り） …… 10g
A
ココナッツミルク …… 300g
片栗粉 …… 小さじ1
オイスターソース・カレー粉 …… 各大さじ1
ナンプラー …… 小さじ2
ココナッツオイル …… 小さじ2

作り方

1. 玉ねぎを1cm幅に切る。セロリの筋を除いて斜めに1cm幅に切る。**A**を混ぜ合わせておく。カリフラワーライスを袋の表示通りに解凍し、ご飯と混ぜる。
2. フライパンでココナッツオイルとにんにくを熱し、香りが出たら玉ねぎとセロリを入れてさっと炒め合わせる。凍ったままのシーフードミックスと**A**を加え、混ぜながら加熱する。
3. シーフードミックスがなじんで全体にとろみがついたら、溶きほぐした卵を流し入れる。ざっくりと混ぜ合わせ、ご飯にかける。

材料（2人分）

シーフードミックス …… 200g
玉ねぎ …… 1/2個
にんにく（みじん切り） …… 10g
米粉 …… 大さじ1
A **トマト缶** …… 1/2缶（200g）
A **水** …… 1/2カップ
A **洋風スープの素（顆粒）** …… 小さじ1
塩・こしょう …… 各少々
オリーブオイル …… 小さじ1
パセリ …… 適量
全粒粉パン …… 適量

作り方

1. 鍋でオリーブオイルとにんにくを熱し、香りが出たらみじん切りにした玉ねぎを入れて炒める。
2. 玉ねぎがしんなりとしてきたら凍ったままのシーフードミックスと米粉を加えて炒め合わせる。全体がなじんだらAを加え、ときどき混ぜながら弱めの中火で15分ほど煮る。
3. 塩・こしょうで味をととのえ、ちぎったパセリを散らす。オーブントースターで焼いた全粒粉パンをスライスして飾る。

FOOD

シーフードミックスとトマト缶で調理の手間を大幅カット！

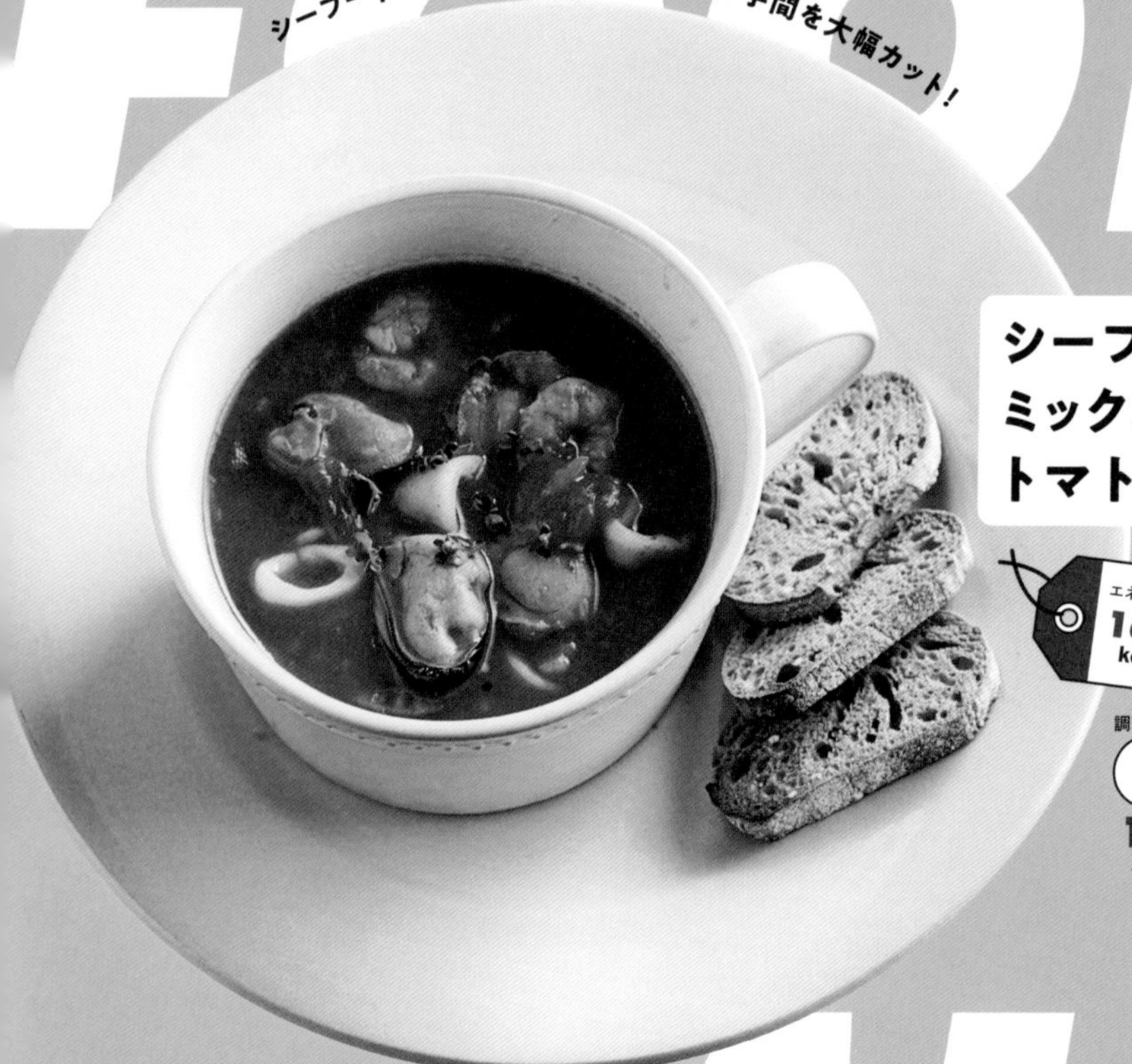

シーフードミックスのトマトシチュー

エネルギー	たんぱく質	糖質
166 kcal	18.8 g	11.7 g

（1人分あたり）

調理時間 15分

MIX

シーフードミックスとナッツのサラダ

たんぱく質と良質な油を一度に摂取！ 体もよろこぶヘルシーサラダ

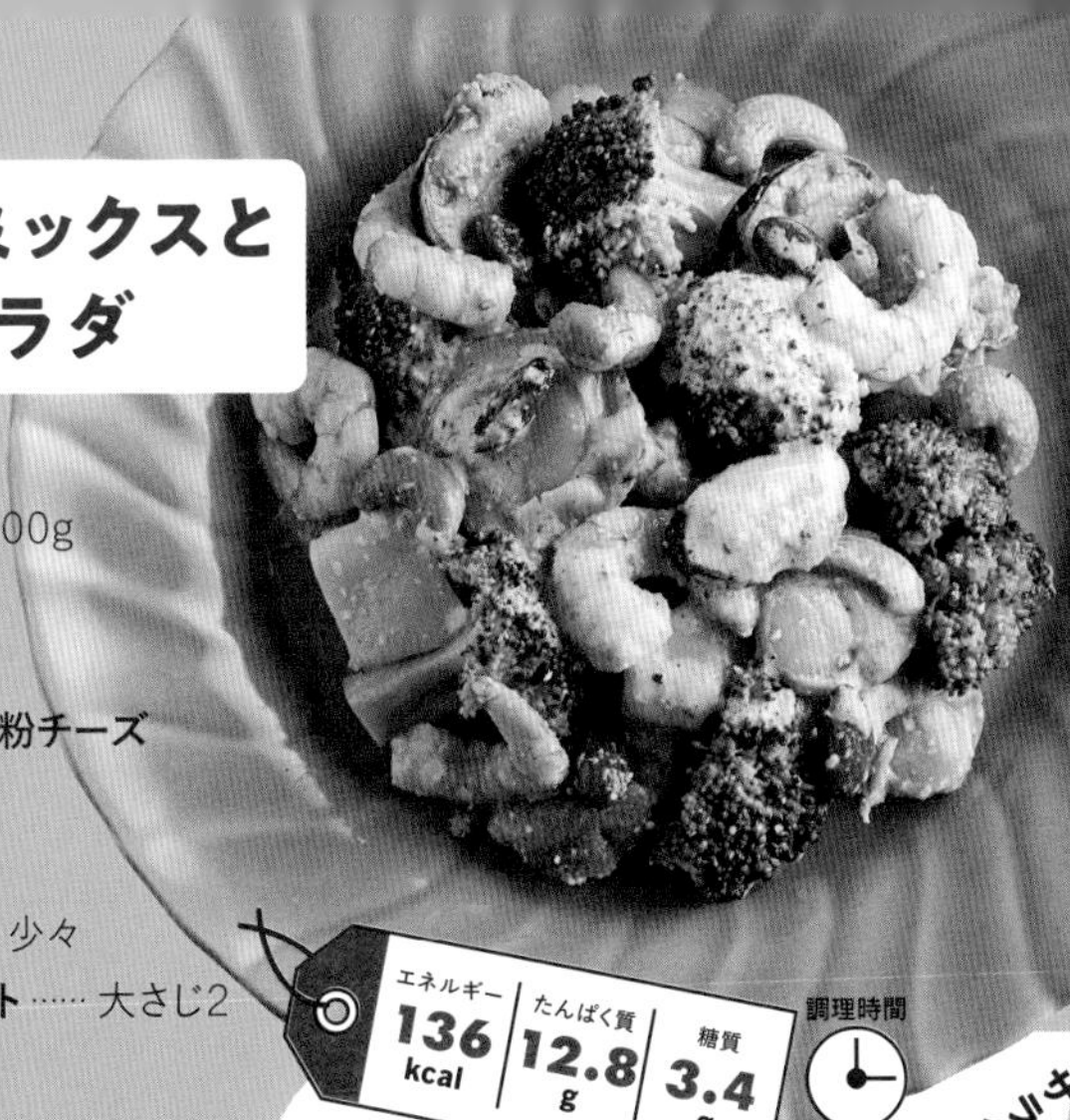

材料（4人分）

シーフードミックス …… 200g
ブロッコリー …… 200g
ミックスナッツ …… 20g

A
酢・オリーブオイル・粉チーズ …… 各大さじ1
塩 …… 小さじ1/3
粗びき黒こしょう …… 少々
高たんぱくヨーグルト …… 大さじ2

エネルギー	たんぱく質	糖質
136 kcal	12.8 g	3.4 g

（1人分あたり）

調理時間 15分

作り方

1. シーフードミックスを解凍し、水気を拭う。ブロッコリーを小房に分けて塩ゆでし、水気をきる。ミックスナッツの大きいものはきざむ。
2. ボウルにAを混ぜ合わせ、1を加えてざっくりと混ぜる。

SEA

アーモンドミルクを使って手軽にカロリー＆糖質オフ

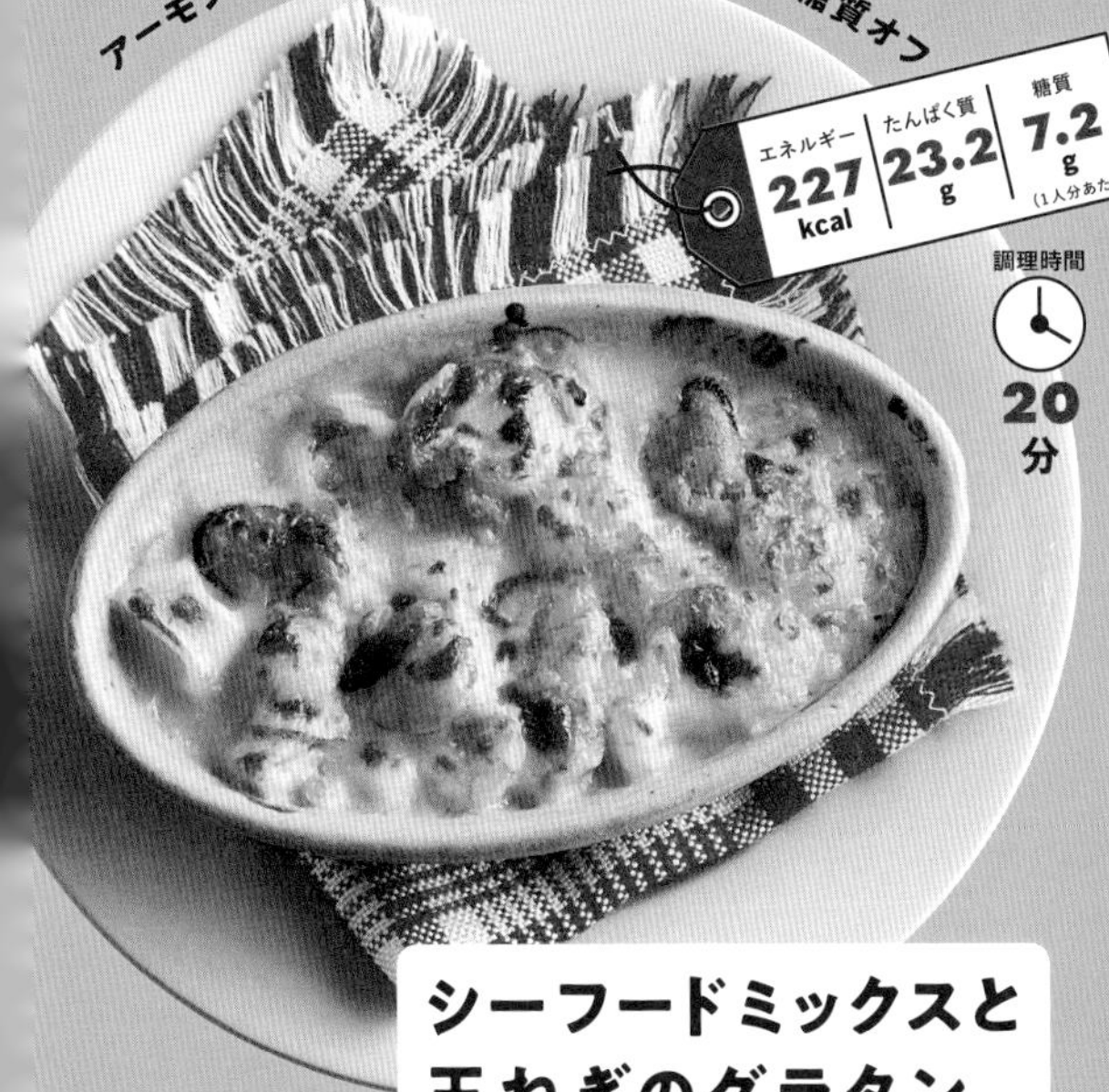

エネルギー	たんぱく質	糖質
227 kcal	23.2 g	7.2 g

（1人分あたり）

調理時間 20分

シーフードミックスと玉ねぎのグラタン

材料（2人分）

シーフードミックス …… 200g
玉ねぎ …… 1/2個
米粉 …… 小さじ2
アーモンドミルク …… 1/4カップ
シュレッドチーズ …… 50g
塩・こしょう …… 各少々
バター …… 10g

作り方

1. フライパンでバターを熱し、薄切りにした玉ねぎを弱火で炒める。玉ねぎがしんなりとしたら解凍したシーフードミックスを加える。
2. 1に米粉を入れ、全体にからませるように炒める。アーモンドミルク、シュレッドチーズを加えてひと煮立ちさせ、チーズが溶けてふつふつとしてきたら塩・こしょうで味をととのえる。
3. 耐熱容器に2を流し入れ、オーブントースターで表面に焼き色がつくまで加熱する。

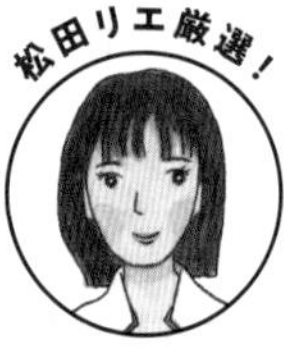

よい油でやせ体質になる

ダイエット中は油を避けてしまいがちですが、**脂質不足は代謝の低下を招くほかに、細胞膜の質が下がることによる、見た目の老化の引き金となることも。**脂質は適度に摂ることが大切なので、質のいい油を使うよう意識してみてください。悪いものの代表格といえば、マーガリンやインスタント食品などに含まれるトランス脂肪酸。摂りすぎると太るだけでなく、悪玉コレステロールの増加などさまざまなリスクを高めるので、できるだけ控えましょう。おすすめの油は上の3つ。

油を味方につけることでやせるスピードが速くなる場合もあるので、脂質は避けるのではなく質を意識して、上手に取り入れていきましょう。

アルカラオリーバ エクストラバージンオリーブオイル

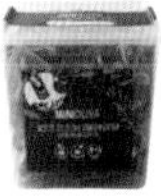

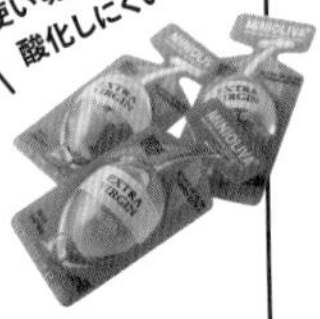

オリーブオイルの主成分であるオレイン酸は、腸の動きを活性化させる働きがあり、便秘の改善効果が期待できます。そのほか、**アンチエイジング効果のあるビタミンEやポリフェノールなども含んでいます。**サラダ油の代用として、炒め物などに使うといいでしょう。

スポーツリサーチ オーガニックMCTオイル

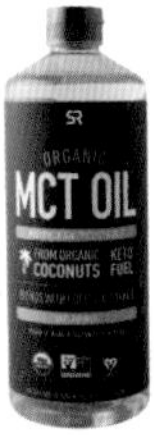

MCTオイルは、ココナッツなどに含まれる天然成分、中鎖脂肪酸のみで作られた油のこと。**脂肪として体内に蓄えられにくく、エネルギーに変換されやすいため、ダイエット向きといえます。**1日小さじ1杯強(6g)を目安に、ドレッシング代わりに使うのがおすすめです。

アマニ油

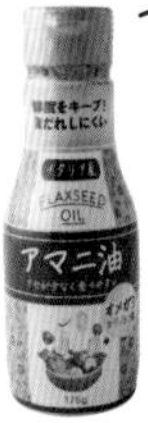

質のよい油の代表格として知られるオメガ3脂肪酸を豊富に含んでいます。**オメガ3脂肪酸は、血液をサラサラにして、ダイエットをサポート。**熱に弱く酸化しやすいという特徴があるので、加熱はせず、ドレッシングなどとして使うことがおすすめです。

第3章

油で瞬食！

体によい油は積極的に摂りましょう

OIL

塩さば

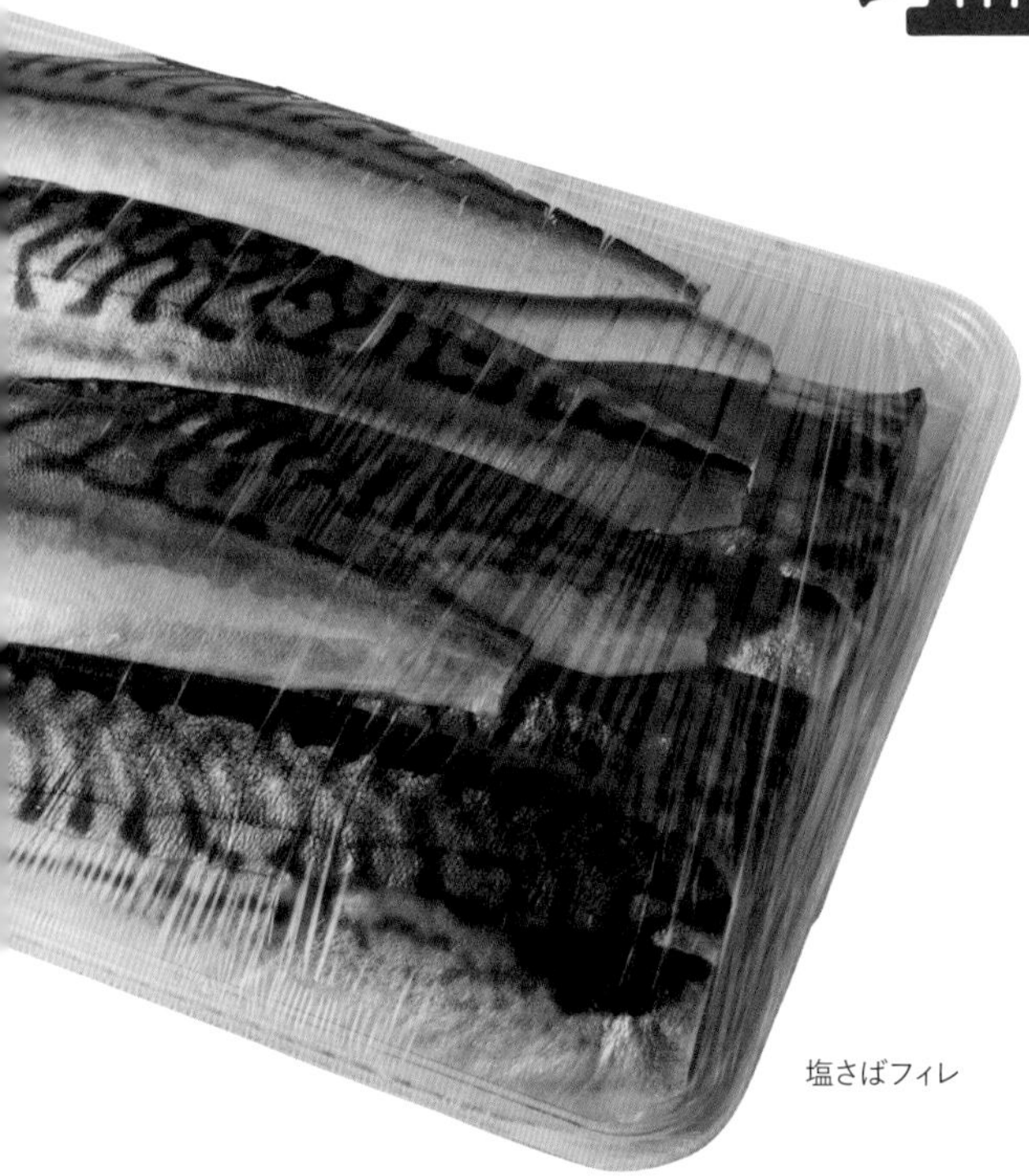

塩さばフィレ

オメガ3脂肪酸たっぷり。
DHAで頭もスッキリ!

Rie's Point

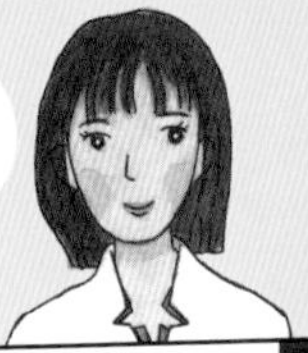

コストコ通の間で大きな話題になっているのが「塩さば」です。最も注目すべきポイントは、**EPAやDHAなどのオメガ3脂肪酸が豊富なこと。**オメガ3脂肪酸は、ダイエット効果はもちろん、高血圧や糖尿病、認知症の予防などにも効果が期待できます。コストコの「塩さば」は、肉厚で大きく食べ応えも抜群。**脂のりがよくしっとりとしていて臭みがないので、さばが苦手な人でも食べやすく**、ほんのり塩味がついていてそのまま焼くだけでおいしく食べられるのが人気の理由です。

Point 1

血液サラサラ＆代謝アップ！

さばに含まれるEPAやDHAなどのオメガ3脂肪酸には、血管をしなやかにする働きがあります。これにより血液の循環がよくなり、代謝がアップ。高血圧の予防・改善にも効果があります。また、中性脂肪や悪玉コレステロールを減らしてくれるので、脂肪がつきにくくなり太りにくい体が手に入ります。

Point 2

満腹中枢を刺激して食欲を抑制

オメガ3脂肪酸の中でも、さばに含まれるEPAは満腹中枢を刺激して食欲を抑制する効果があるといわれています。そのため、暴飲暴食を防ぐのに効果てきめん！ 食物繊維の多い食品を組み合わせることで、さらに満腹感を得られやすくなり、リバウンドの予防にもつながります。

Point 3

臭みがなく肉厚でしっとりおいしい

さばは独特の臭みやクセがあり苦手な人も多い魚ですが、コストコの「塩さば」は、肉厚でふっくら、脂がのっていておいしいとコストコ通の間でも話題！ ダイエット中だっておいしく楽しく過ごしたいので、味はダイエットを成功させる上で重要なポイント。さばが苦手な人にこそ食べてほしい商品です。

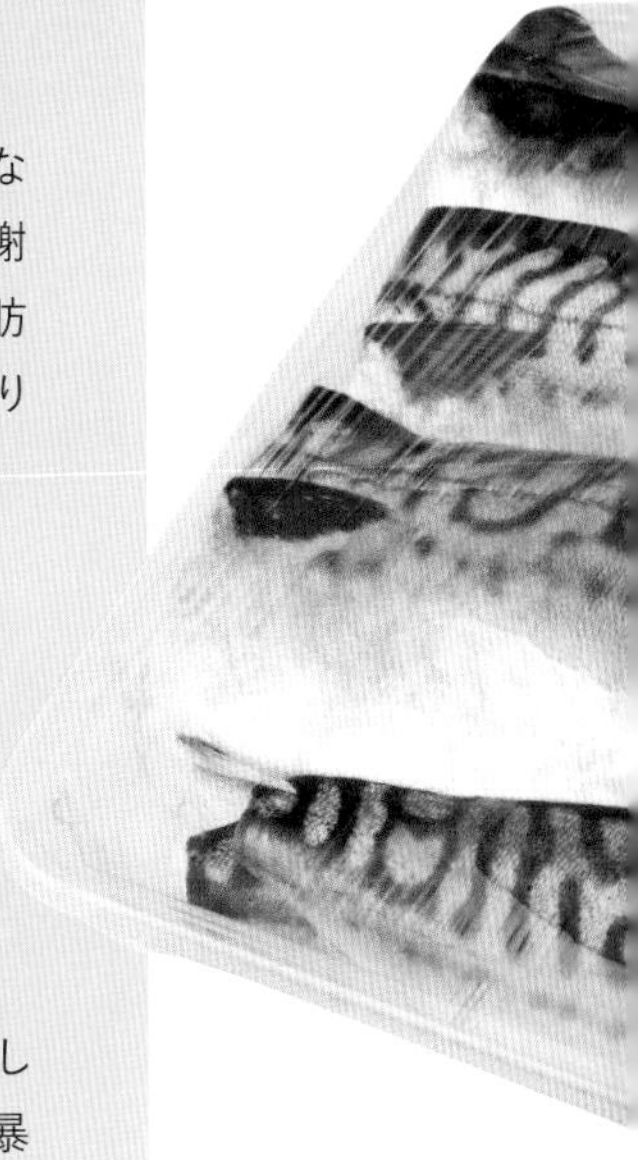

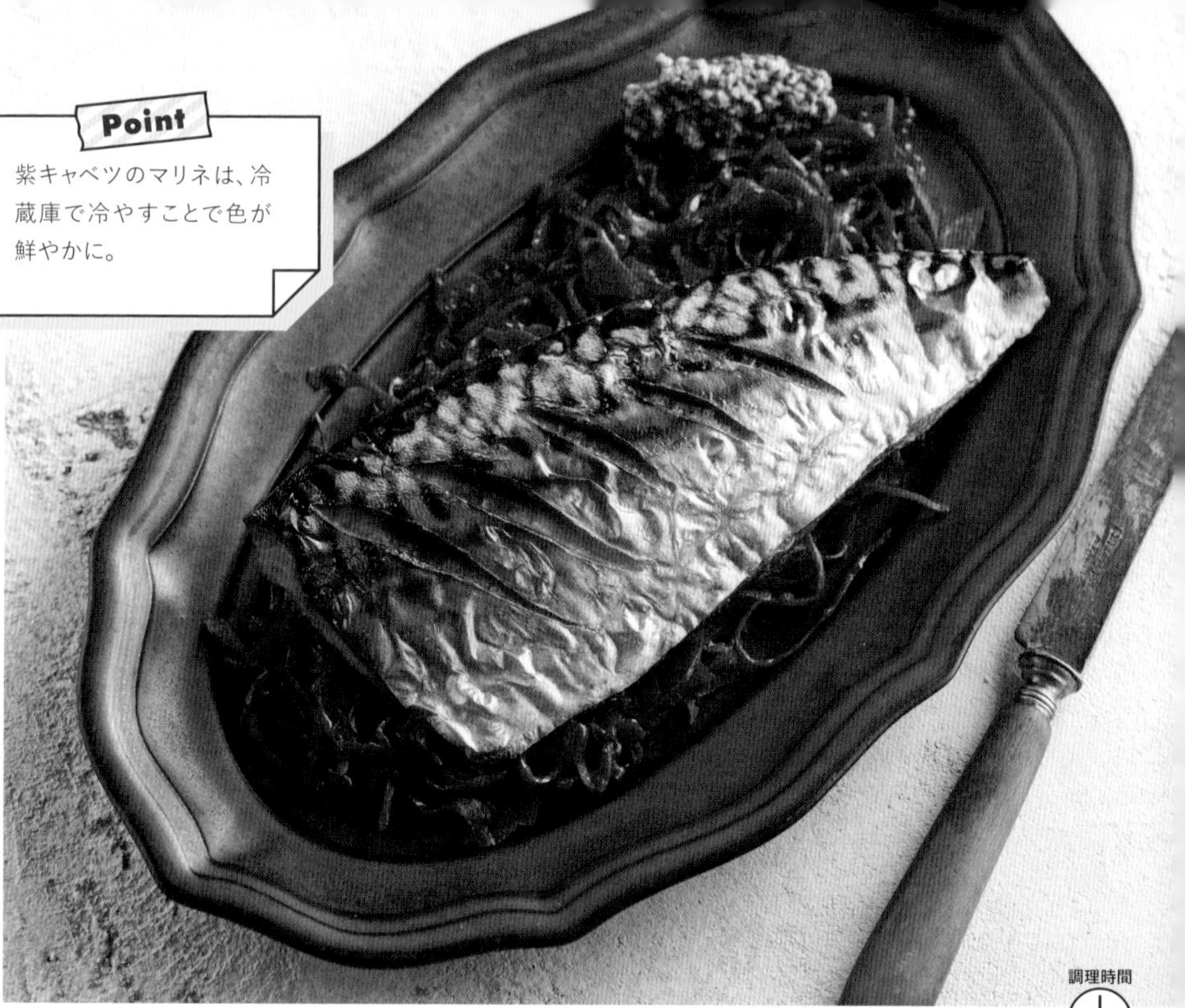

Point

紫キャベツのマリネは、冷蔵庫で冷やすことで色が鮮やかに。

調理時間
15分

塩サバソテー 紫キャベツのマリネ

エネルギー	たんぱく質	糖質
190 kcal	11.8 g	2.0 g

(1人分あたり)

さっぱりとした紫キャベツのマリネと
脂ののった塩サバの相性が抜群◎

材料（2人分）

塩サバ……1枚
紫キャベツ……100g
A **塩・こしょう**……各少々
A **りんご酢・オリーブオイル**……各小さじ2
粒マスタード……適量

作り方

1. 紫キャベツを細切りにし、酢（分量外）を入れた湯でさっとゆでる。しんなりとしてきたら取り出し、熱いうちに**A**と混ぜ合わせて冷蔵庫で冷やす。
2. 塩サバの皮目に斜めに切り込みを入れ、魚焼きグリルやオーブントースターで焼く。
3. **1**を敷いた皿に塩サバを盛り、好みで粒マスタードを添える。

調理時間
15分

塩サバサンド

香ばしく焼いた塩サバを
ヘルシーな全粒粉パンにサンド

エネルギー	たんぱく質	糖質
430 kcal	18.9 g	43.4 g

(1人分あたり)

材料（2人分）

全粒粉パン……20cm程度
塩サバ（中骨なしがおすすめ）……1枚
紫玉ねぎ……30g
にんじん……40g
レタス類……適量
塩・クミンシード……各少々
A
マヨネーズ……大さじ1/2
カレー粉……小さじ1/2
にんにく・しょうが（すりおろし）……各小さじ1/4
オリーブオイル……小さじ2

作り方

1. 薄切りにした紫玉ねぎ、細切りにしたにんじんをそれぞれ塩もみし、しんなりとしてきたら水気を絞ってクミンシードとともに合わせる。
2. 塩サバを半分に切り、混ぜ合わせた**A**を皮目に塗り広げる。220°Cのオーブンで10分加熱する（オーブントースターや魚焼きグリルでもOK）。
3. 適宜に切った全粒粉パンに横に切り込みを入れ、オーブントースターで焼く。中面にオリーブオイルを塗ってレタス類、❶、❷を挟む。

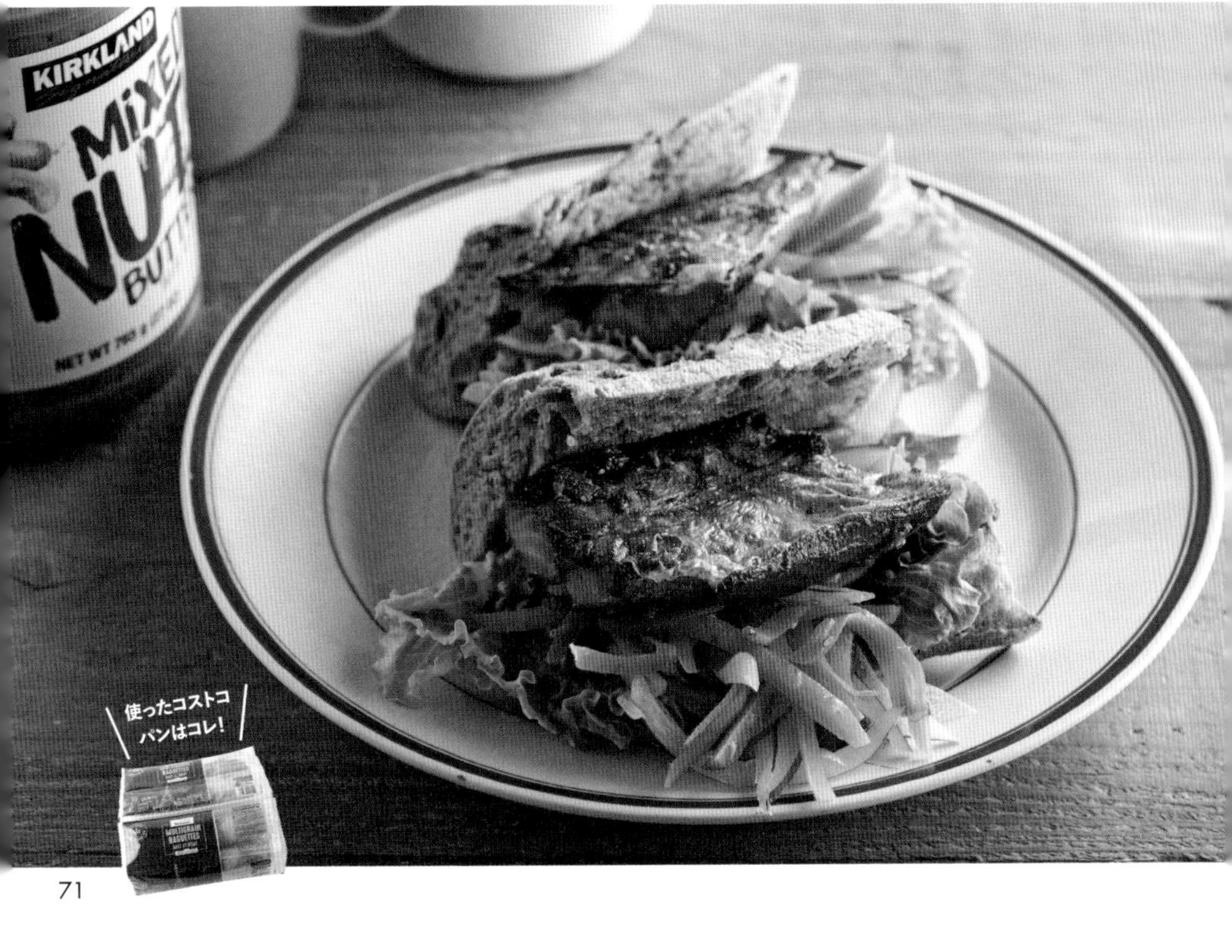

塩サバとブロッコリーの アヒージョ風炒め

調理時間 15分

材料（2人分）

塩サバ（中骨なしがおすすめ）…… 1枚
ブロッコリー …… 150g
アンチョビ …… 1本
にんにく（みじん切り）…… 20g
塩・こしょう …… 各少々
オリーブオイル …… 大さじ1

エネルギー	たんぱく質	糖質
236kcal	14.7g	2.0g

（1人分あたり）

作り方

1. 塩サバを1.5cm幅に切る。ブロッコリーを小房に分ける。アンチョビをみじん切りにする。
2. フライパンでオリーブオイルとにんにく、アンチョビを熱し、香りが出たら塩サバとブロッコリーを加えて中火で焼く。塩・こしょうで味をととのえる。

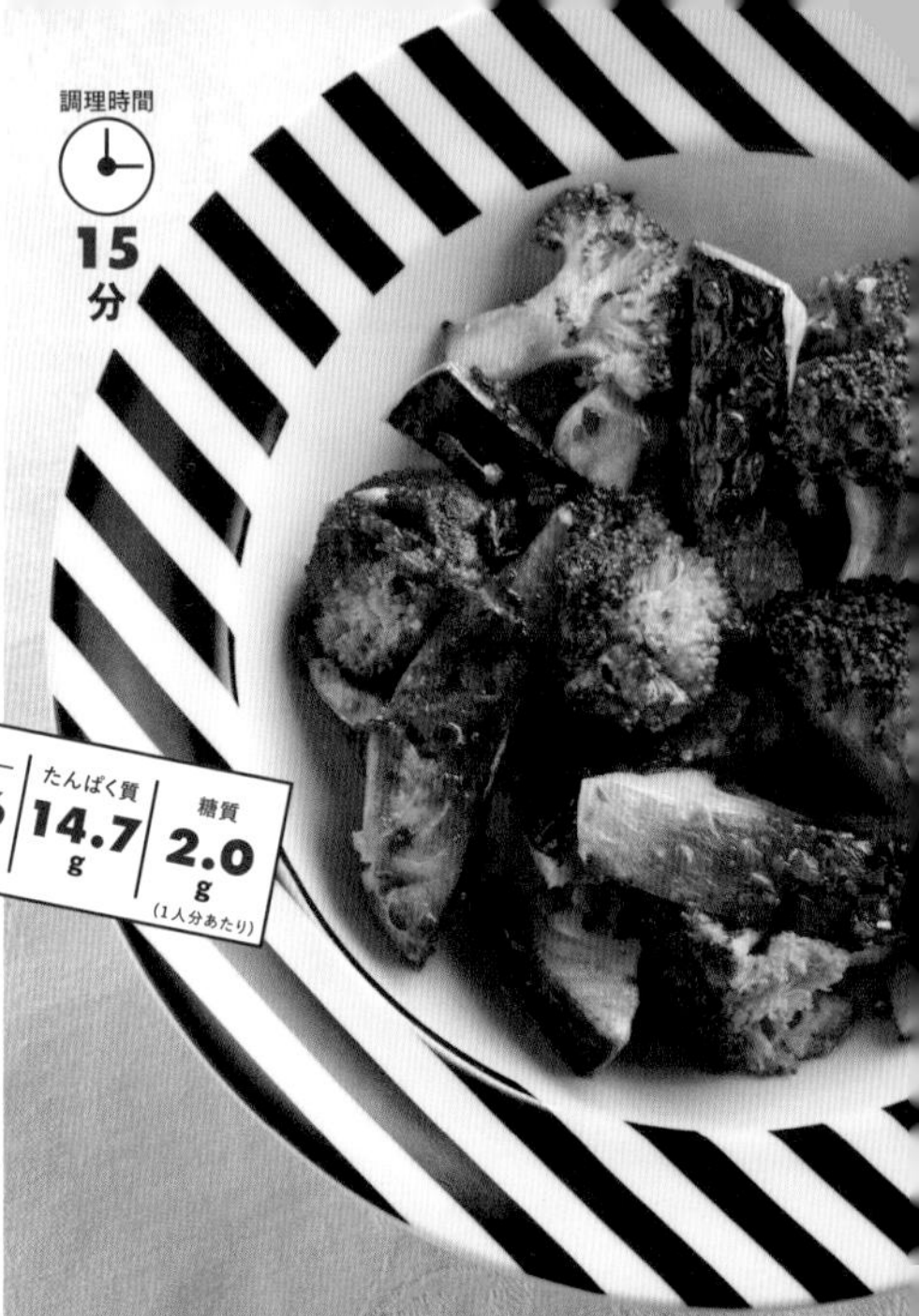

アヒージョ風の炒め物で
使用する油を大幅カット

塩サバとレタスの コチュサラダ

焼いた塩サバを混ぜるだけの
具だくさんサラダ

調理時間 15分

材料（2人分）

塩サバ …… 1枚　**パプリカ**（黄）…… 1/4個
レタス …… 150g
A
コチュジャン …… 大さじ1弱
しょうゆ …… 小さじ1/3
煮切りみりん（P16参照）…… 小さじ1/3
炒りごま（白）…… 小さじ1/2
ごま油 …… 小さじ1/2

作り方

1. 塩サバを1.5cm幅に切る。パプリカを細めの乱切りにし、レタスを1.5cm幅に切る。
2. フライパンでごま油を熱し、塩サバを入れて焼く。
3. ボウルでAをよく混ぜ合わせ、2、パプリカ、レタスを加える。軽くつぶした炒りごまを入れてざっくりと混ぜる。全体がしんなりとしたら皿に盛る。

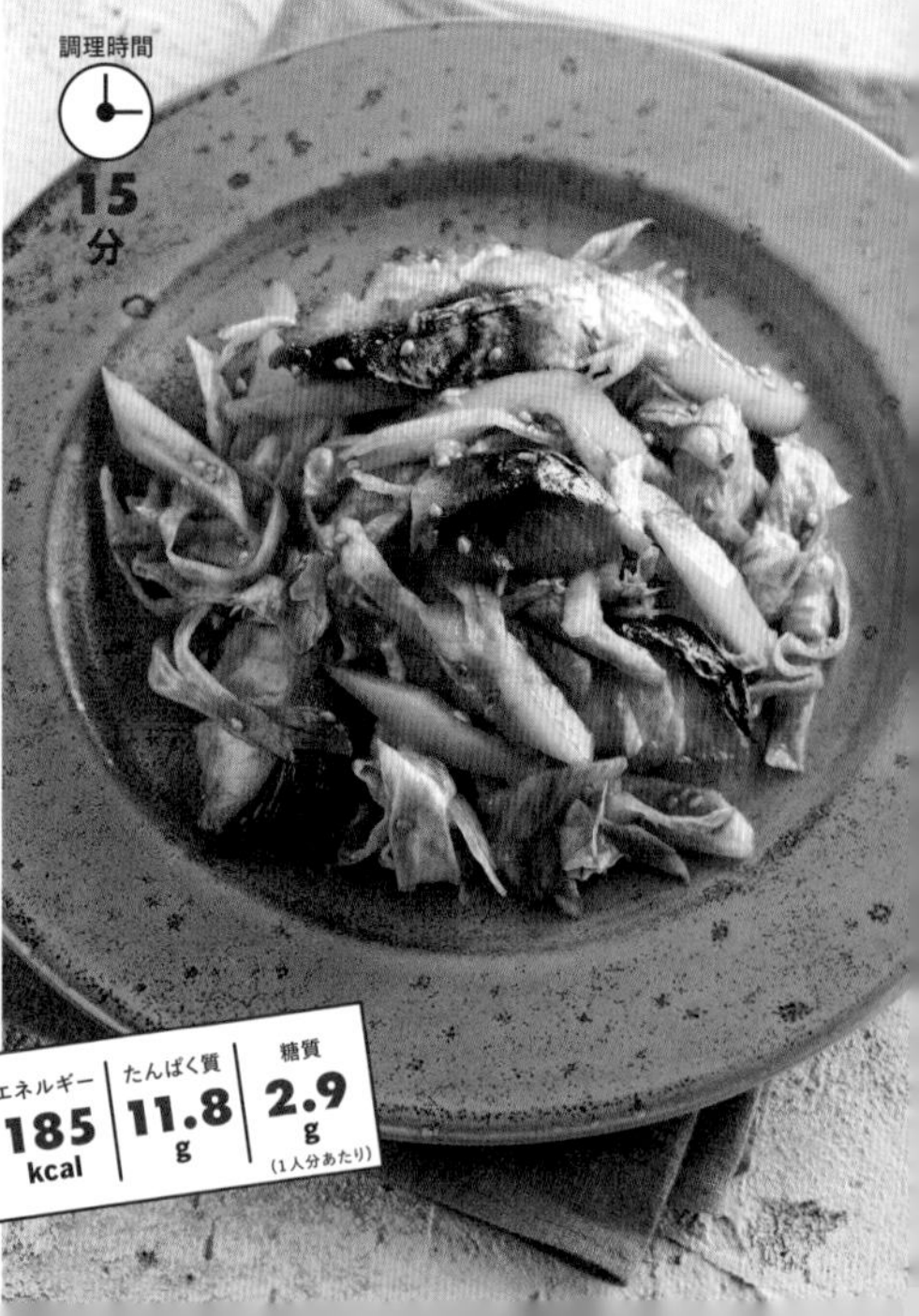

エネルギー	たんぱく質	糖質
185kcal	11.8g	2.9g

（1人分あたり）

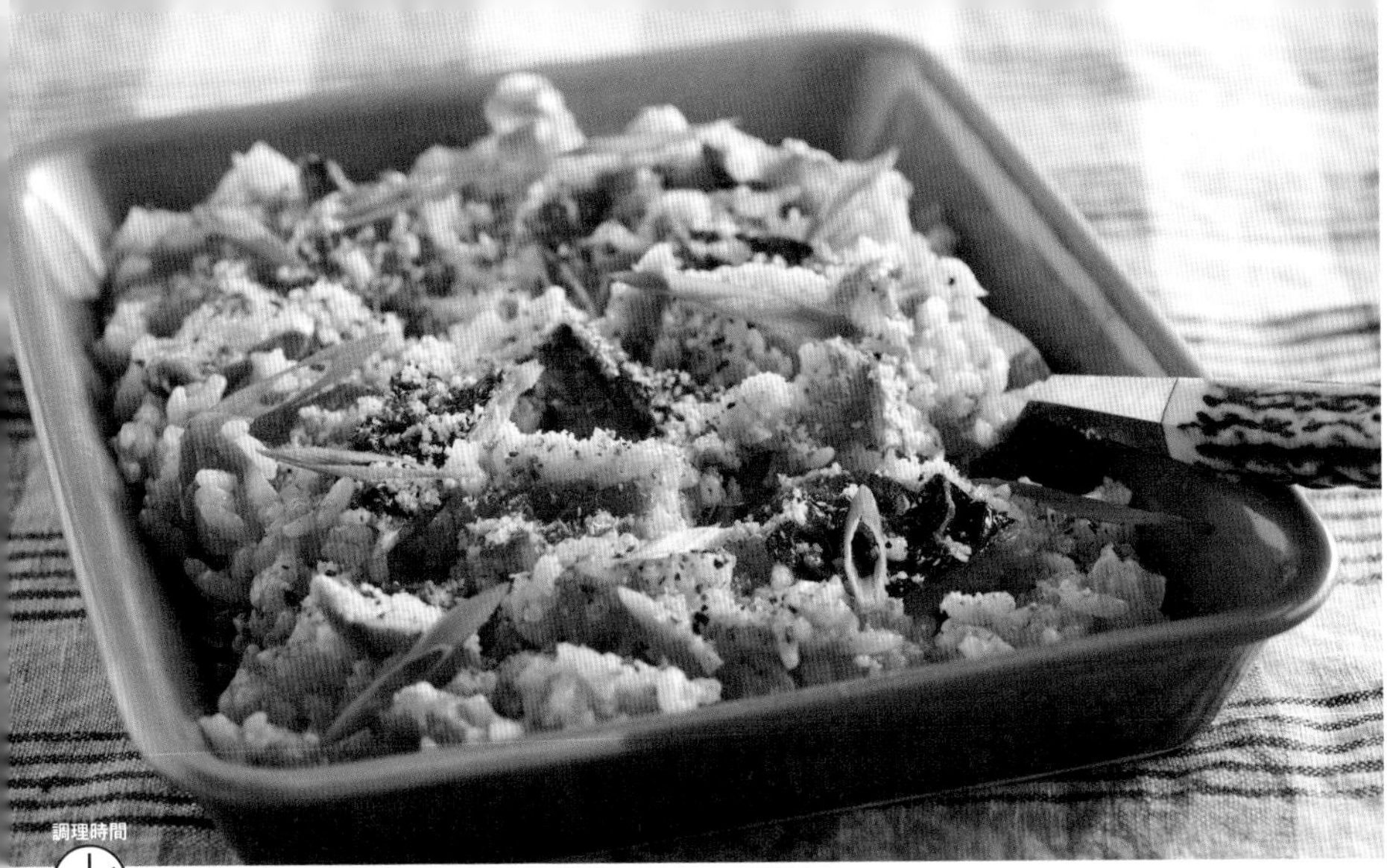

調理時間
10分
炊飯時間含まず

塩サバと丸ごとトマトの炊き込みご飯

エネルギー 247 kcal ｜ たんぱく質 11.3 g ｜ 糖質 33.9 g （1人分あたり）

炊飯器で作るかんたん洋風炊き込みご飯

材料（4人分）

塩サバ …… 1枚
トマト …… 1個
しょうが …… 10g
米 …… 1合
カリフラワーライス（冷凍） …… 300g
塩 …… 小さじ1
白ワイン …… 大さじ1
A ｜ **しょうゆ** …… 小さじ1
　｜ **粉チーズ** …… 大さじ3
山椒 …… 適量
小ねぎ（斜め切り） …… 適量

作り方

1. 塩サバを半分に切る。トマトに放射状の切り込みを入れる。しょうがをせん切りにする。
2. 炊飯釜に洗った米、塩、白ワインを入れ、1合の線よりも5mmほど少なめに水を注ぐ。塩サバ、トマト、しょうがをのせて普通炊飯する。カリフラワーライスを袋の表示通りに解凍しておく。
3. 炊き上がったらサバを取り出し、**A**とカリフラワーライスを加えて混ぜ、骨を除いてほぐしたサバを戻して混ぜ合わせる。山椒と小ねぎを散らす。

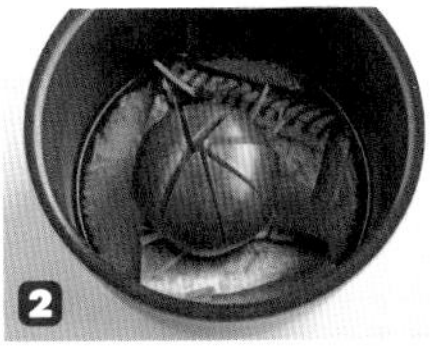

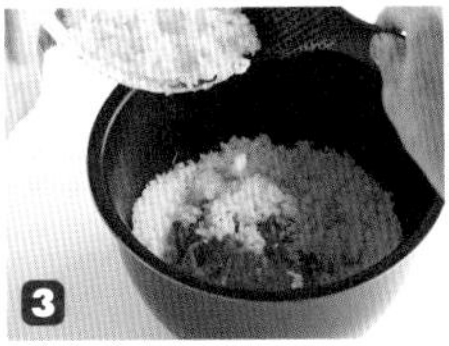

OIL

冷凍アボカドスライス

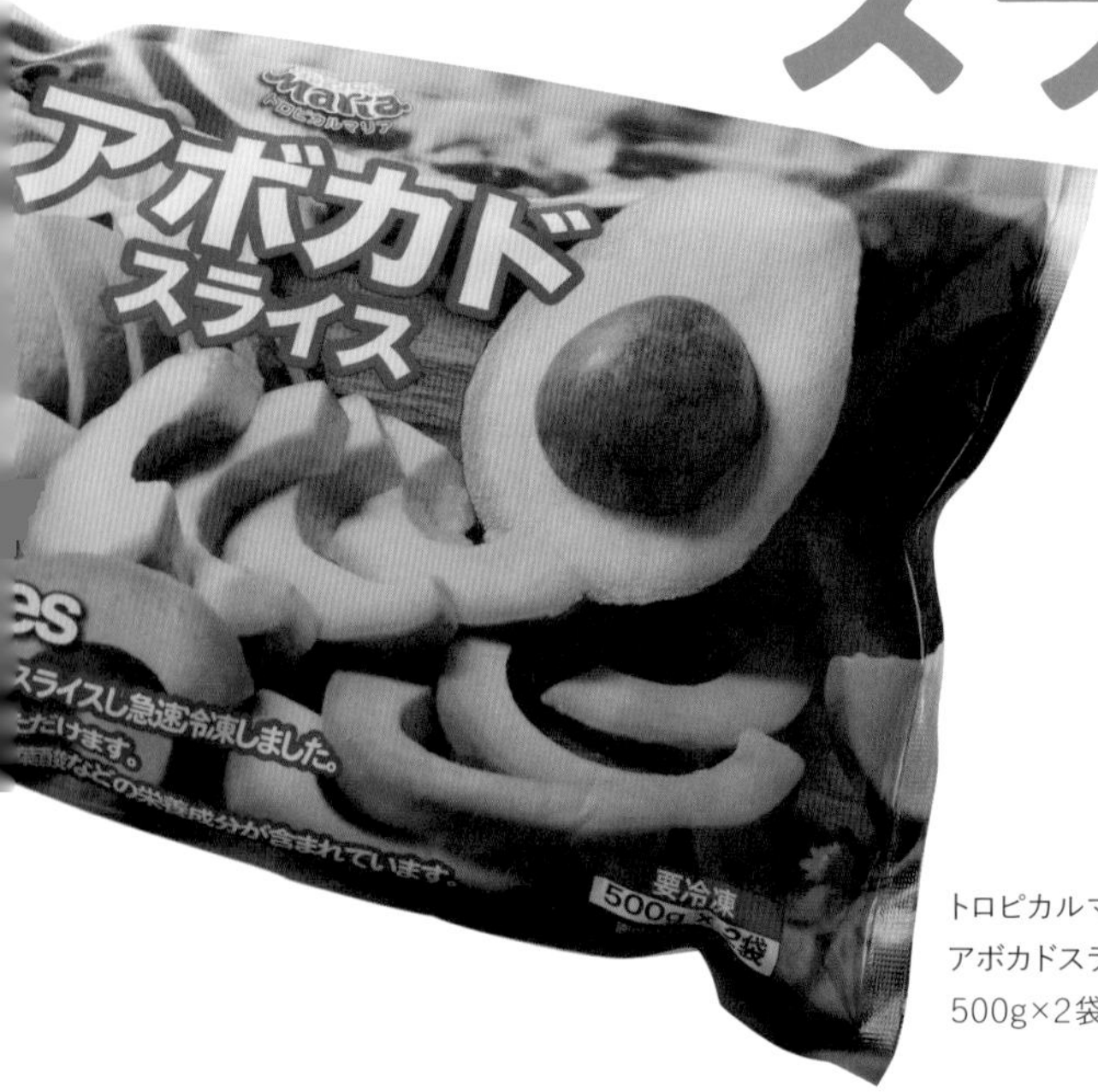

トロピカルマリア
アボカドスライス
500g×2袋

皮や種の下処理不要！
長期保存もOKで便利

Rie's Point

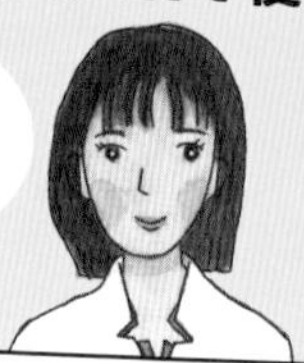

栄養価が高く、「森のバター」とも呼ばれるアボカドには、**オレイン酸やビタミンE、食物繊維といったダイエットや美容にうれしい栄養素がたっぷり。**しかし、皮や種の処理が手間だったり、保存に向かないのが難点でした。食べ頃を見極めるのが難しく、切ってみると硬かったり熟れすぎていたりすることも……。そこでおすすめなのが、コストコの「冷凍アボカドスライス」です。**冷凍なので、いつでも食べ頃のものが手に入り、長期保存もOK。**食べやすくスライスされているので、切る手間も省くことができます。

Point 1

良質な脂質でダイエットをサポート

脂質が多くて太りそうというイメージもあるアボカドですが、アボカドに含まれるオレイン酸は、悪玉コレステロールを抑えて肥満を予防する働きが。また、α-リノレン酸には、中性脂肪を減らす働きがあります。アボカドに含まれる脂質はやせる脂質！ 脂質が多いからと避けずに適度に食べることで、ダイエット効果が高まります。

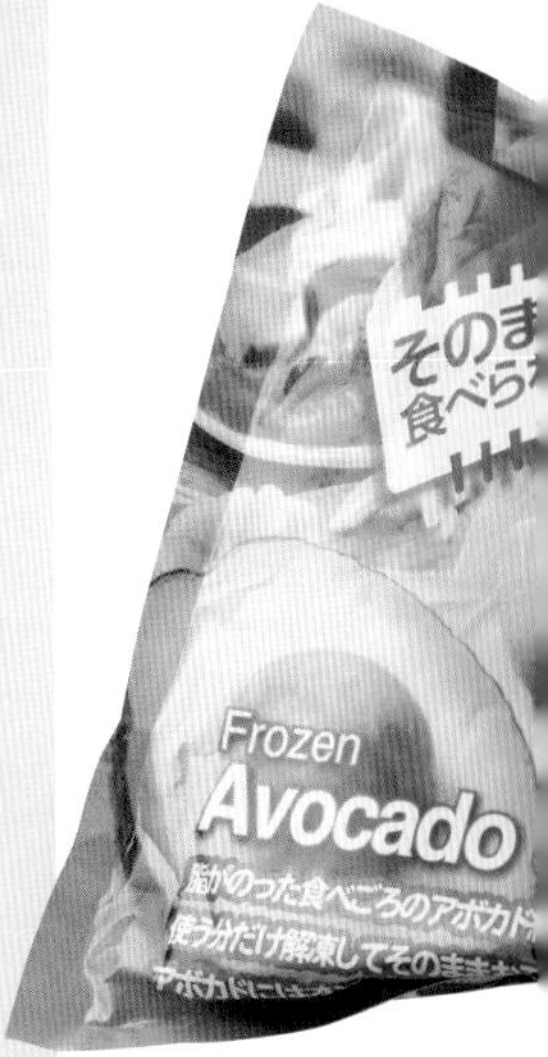

Point 2

水溶性食物繊維が腸内環境を改善

やわらか食感で、食物繊維が含まれてなさそうに見えるアボカドですが、実は食物繊維の多い食品の代表格であるごぼうと同等の食物繊維が含まれています。アボカドに含まれる水溶性食物繊維は、水に溶けやすい性質を持っているので、腸内の老廃物などをくっつけて便として排出してくれる働きがあります。

Point 3

包丁でカットする手間がないから楽チン

コストコの「冷凍アボカドスライス」は、皮と種を取り除き、食べやすくスライスされた状態で冷凍されているので、食べるときは自然解凍するだけでOK。切る手間がないので、夜、冷蔵庫に入れて解凍しておけば、忙しい朝、ごはんのおかずとしてパッと食べることができます。そのままでもおいしいので、小腹がすいたときのおやつにも◎。

エネルギー 121 kcal | たんぱく質 2.5 g | 糖質 5.9 g (1人分あたり)

アボカドとオレンジのスムージー

時間がない朝でも手軽にしっかり栄養補給

材料（2人分）

アボカド(冷凍) …… 80g
オレンジ …… 1個
アーモンドミルク …… 1カップ
ココアパウダー …… 大さじ1
アガベシロップ …… 適量

作り方

1. オレンジの厚皮をむき、大きめのひと口大に切る。
2. すべての材料をミキサーに入れ、なめらかになるまで撹拌する。甘みが足りないようならアガベシロップなどを入れる。

調理時間 5分

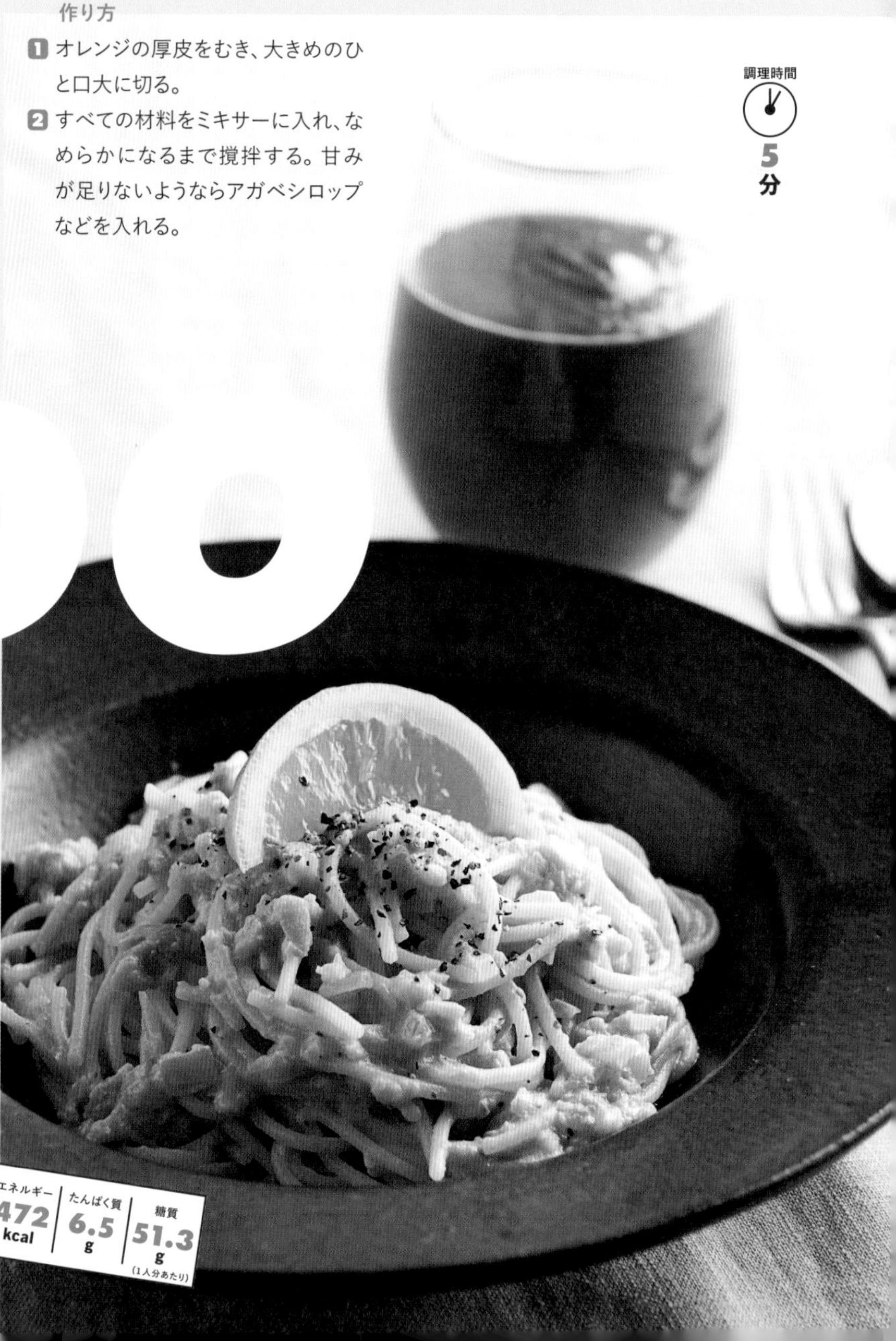

調理時間 20分

エネルギー 472 kcal | たんぱく質 6.5 g | 糖質 51.3 g (1人分あたり)

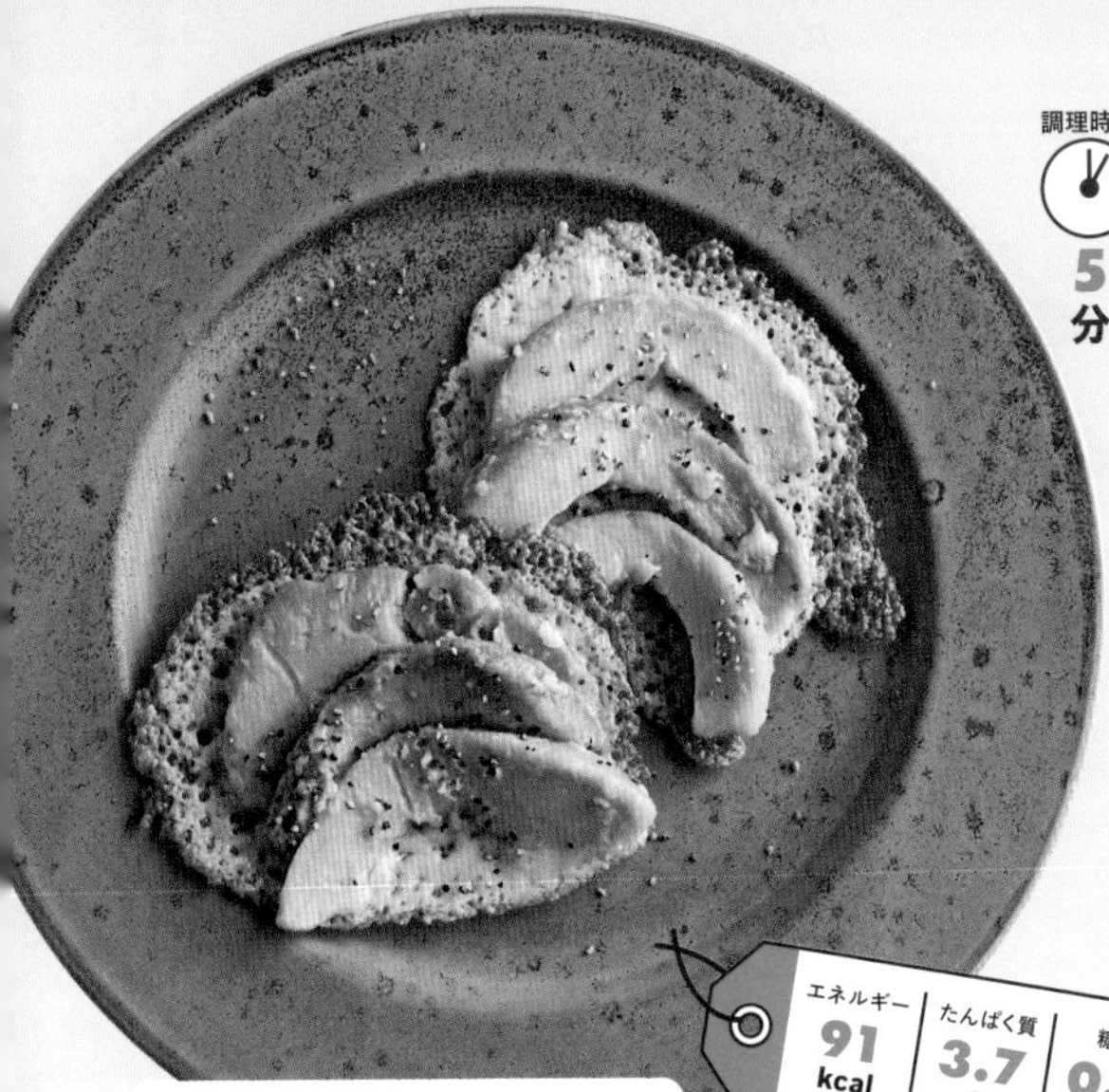

アボカドチーズ

フライパン1つで
パパッとできるお手軽おつまみ

調理時間 **5分**

エネルギー 91 kcal / たんぱく質 3.7 g / 糖質 0.3 g（1人分あたり）

材料（2人分）

アボカド（冷凍）…… 50g
ピザ用チーズ …… 30g
塩・粗びき黒こしょう …… 各少々

作り方

1. フライパンの2ヵ所にシュレッドチーズを置いて中火にかける。チーズが溶けてきたら解凍したアボカドを上に並べ、塩・粗びき黒こしょうをふる。
2. チーズが好みの溶け具合になったら火を止め、そのままこんがりと焼けるまでおく。粗熱がとれたら器に盛る。

アボカドのレモンクリームパスタ

アボカド×レモンの組み合わせで疲れしらずの美肌ボディに

材料（1人分）

スパゲッティ（グルテンフリーのもの）…… 60g
アボカド（冷凍）…… 50g　**玉ねぎ** …… 1/4個
にんにく（みじん切り）…… 10g
レモン汁 …… 大さじ1/2
A
- **アーモンドミルク** …… 大さじ3
- **スパゲッティのゆで汁** …… 大さじ3
- **生クリーム** …… 大さじ1
- **洋風スープの素**（顆粒）…… 小さじ1/2
- **こしょう** …… 少々

バター …… 10g　**レモン** …… 適量
粗びき黒こしょう …… 適量

作り方

1. フライパンでバター、みじん切りにした玉ねぎ、にんにくを熱し、玉ねぎが半透明になるまで炒める。別鍋でスパゲッティを袋の表示通りにゆでる。
2. 解凍したアボカドとレモン汁を1に加え、木べらでつぶしながら炒め合わせる。Aを加えてひと煮立ちさせ、火を止める。
3. ゆでたスパゲッティを2と混ぜ合わせる。くし形に切ったレモンを飾り、粗びき黒こしょうをふる。

ミックスナッツバター

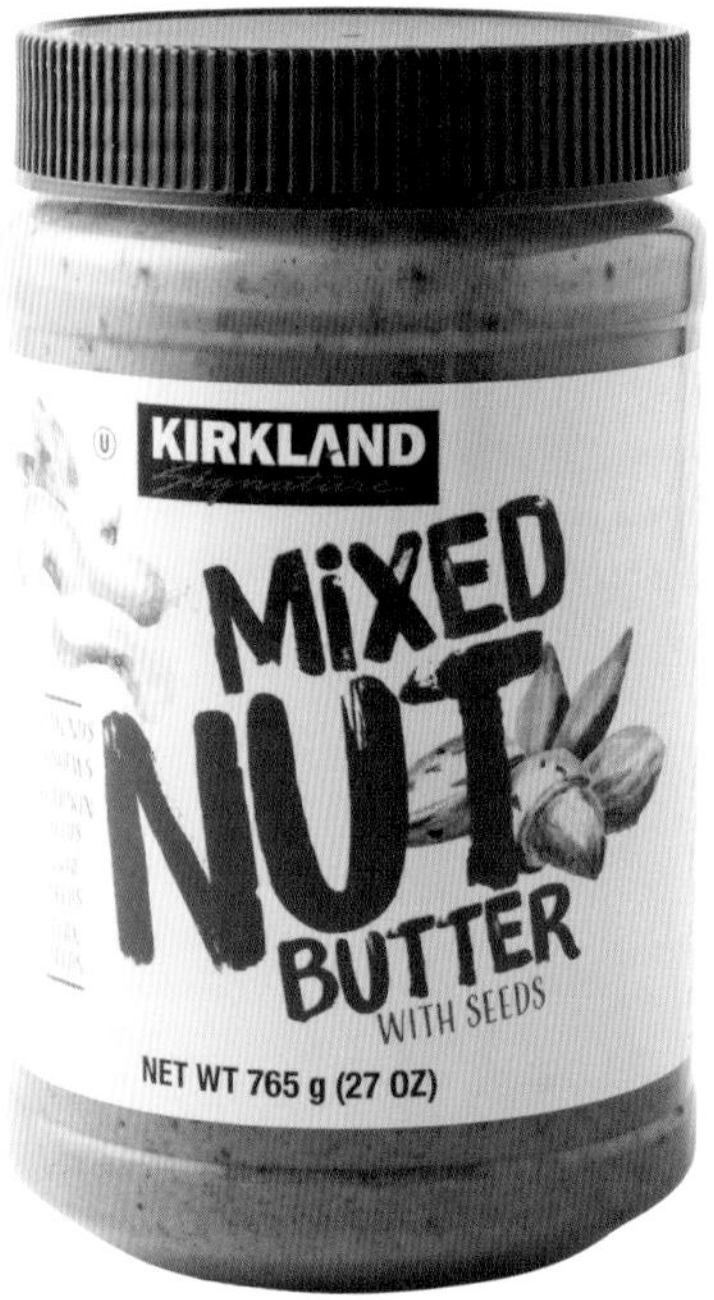

カークランドシグネチャー
ミックスナッツバター
765g

パンにはもちろん、フルーツや野菜とも相性抜群！

Rie's Point

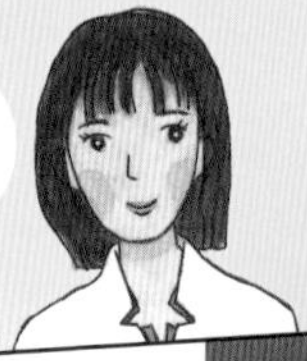

くるみやアーモンドなどのナッツは、**オメガ3脂肪酸やオレイン酸といった、体によい良質な脂質の宝庫。**ビタミン、ミネラル、食物繊維など、キレイにやせるために欠かすことができない栄養素も豊富に含まれています。コストコの「ミックスナッツバター」は、こうしたナッツにスーパーフードとして名高いチアシード（種）を加え、すりつぶしてペースト状にしたもの。原材料がシンプルで、**砂糖や添加物が入っていないので、体にやさしく、調味料のひとつとしてさまざまな料理に使うことができます。**

Point 1

良質な脂質が脂肪を抑制

「ミックスナッツバター」の原材料のひとつであるアーモンドに含まれるオレイン酸や、チアシード（チアという植物の種子）に含まれるα－リノレン酸には、中性脂肪を低下させる働きが。また、チアシードに含まれるグルコマンナンという食物繊維は、食後の血糖値の上昇を抑え脂肪をつきにくくする働きがあります。

Point 2

腸内環境を整え美肌に

ナッツには、ビタミンA、B、E、鉄分、食物繊維といった美肌効果のある栄養素が豊富に含まれています。さらに、チアシードに含まれるグルコマンナンは、水分を含むと膨らむ性質があり、満腹感を高めると同時に、便通をよくする働きも。腸内環境を整え、美肌も叶えてくれます。

Point 3

砂糖や添加物不使用で体にやさしい

原材料はアーモンドとカシューナッツ、かぼちゃの種とアマニ種、チアシードの5種類のみ。一般的なナッツバターは砂糖や添加物が入っているものがほとんどですが、こちらは砂糖も添加物も不使用なので、ダイエット中でも安心して食べることができます。

バナナッツクリーム

甘いものが食べたくなったときの
おやつにぴったり

エネルギー	たんぱく質	糖質
218 kcal	6.7 g	32.1 g

(1人分あたり)

調理時間 5分

材料（2人分）

全粒粉パン …… 12cm程度
バナナ …… 1/2本
ミックスナッツバター …… 20g
シナモンパウダー …… 適量
アガベシロップ …… 適量

作り方

1. 全粒粉パンを横に半分に切って分け、それぞれの面にミックスナッツバターを塗る。輪切りにしたバナナをのせる。
2. オーブントースターでパンがカリッとするまで焼き、シナモンパウダーをふる。甘みが足りない場合は好みでアガベシロップをかける。

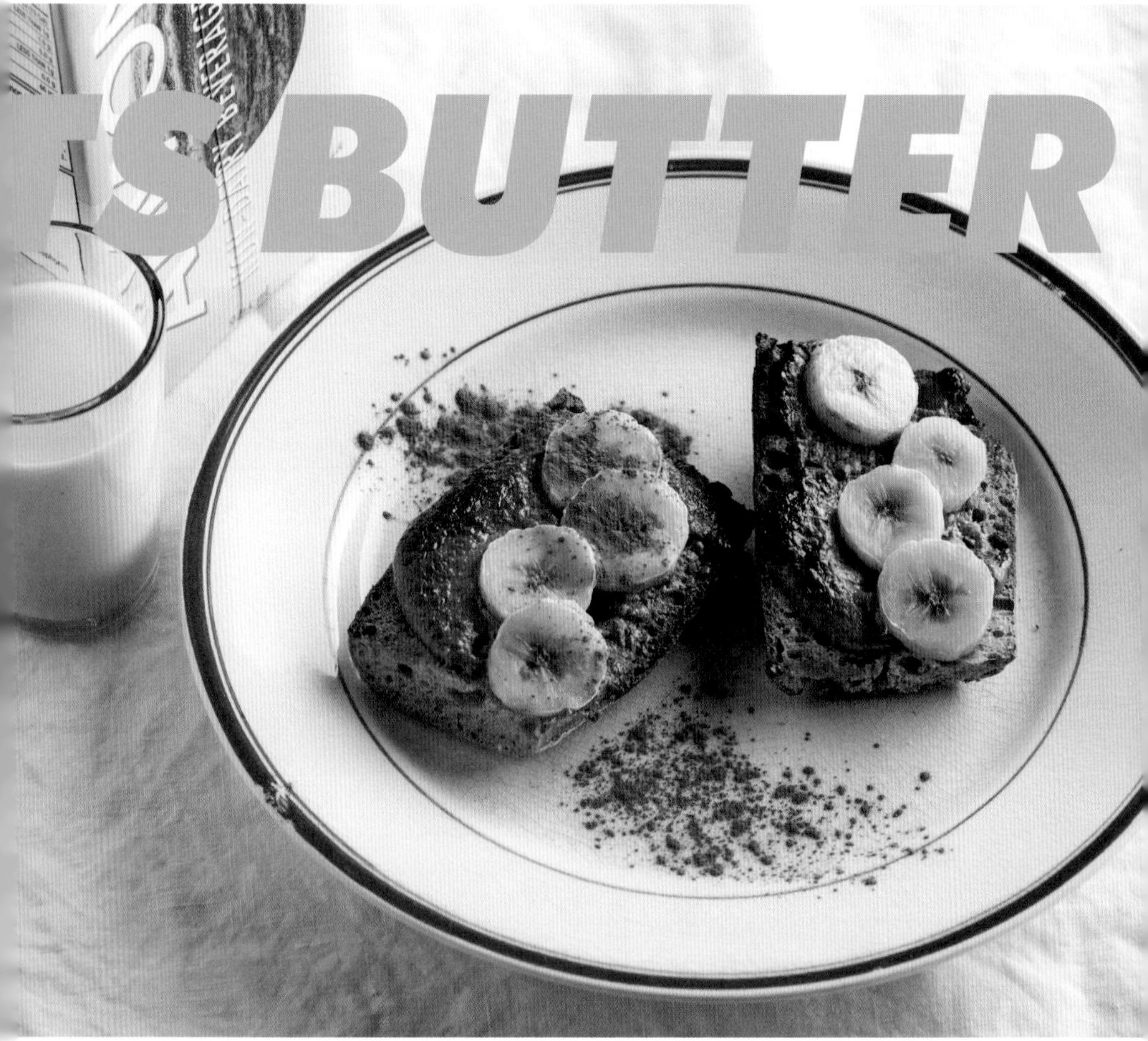

調理時間
10分

エネルギー 215 kcal ｜ たんぱく質 12.7 g ｜ 糖質 5.4 g （1人分あたり）

材料（2人分）

厚揚げ …… 200g

A
- **ミックスナッツバター** …… 20g
- **煮切りみりん（P16参照）** …… 小さじ1
- **レモン汁・ナンプラー** …… 各小さじ1/2
- **にんにく（すりおろし）** …… 少々

トマト・パクチー …… 各適量

作り方

1. 厚揚げを半分の厚さに切り、さらにひと口大に切る。
2. フライパンに厚揚げを皮目から入れ、焼き色がつくまで焼く。
3. 皿に2を盛り、混ぜ合わせたAを添える。スライスしたトマトとざく切りにしたパクチーを盛る。

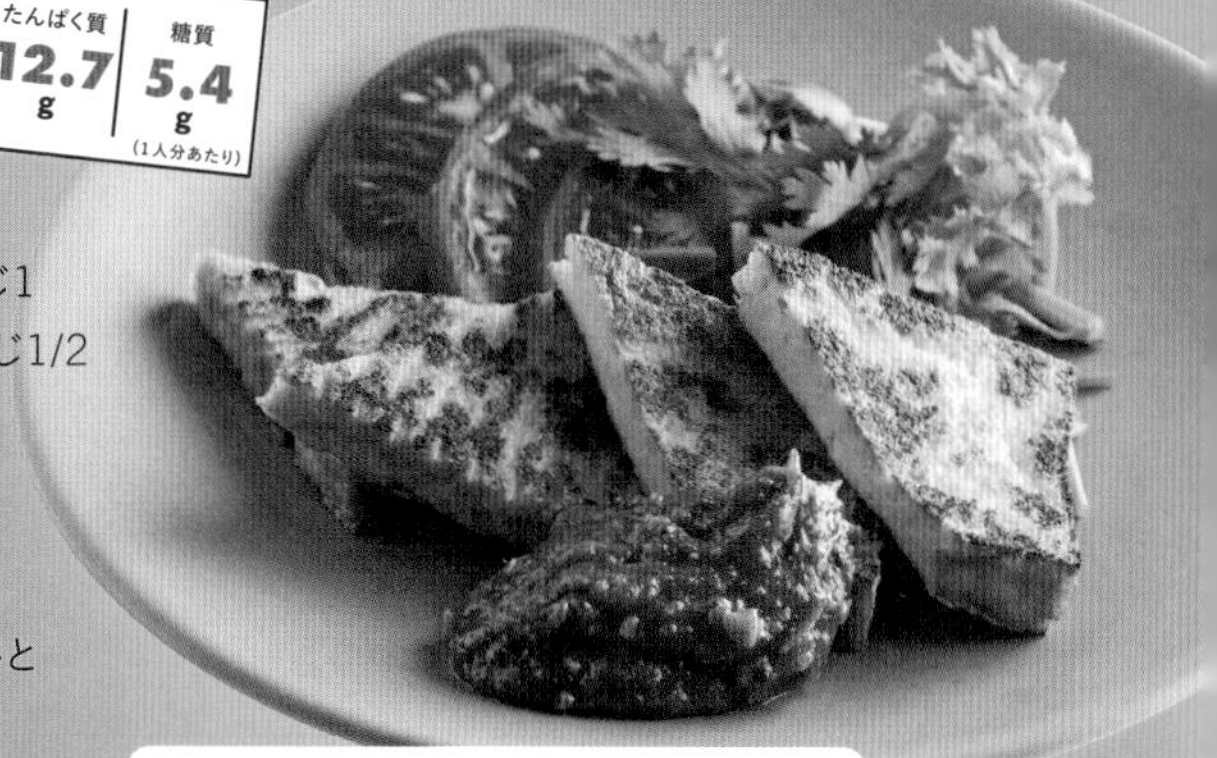

厚揚げのガドガド風

香ばしく甘酸っぱいソースが
クセになるおいしさ

MIXED NU

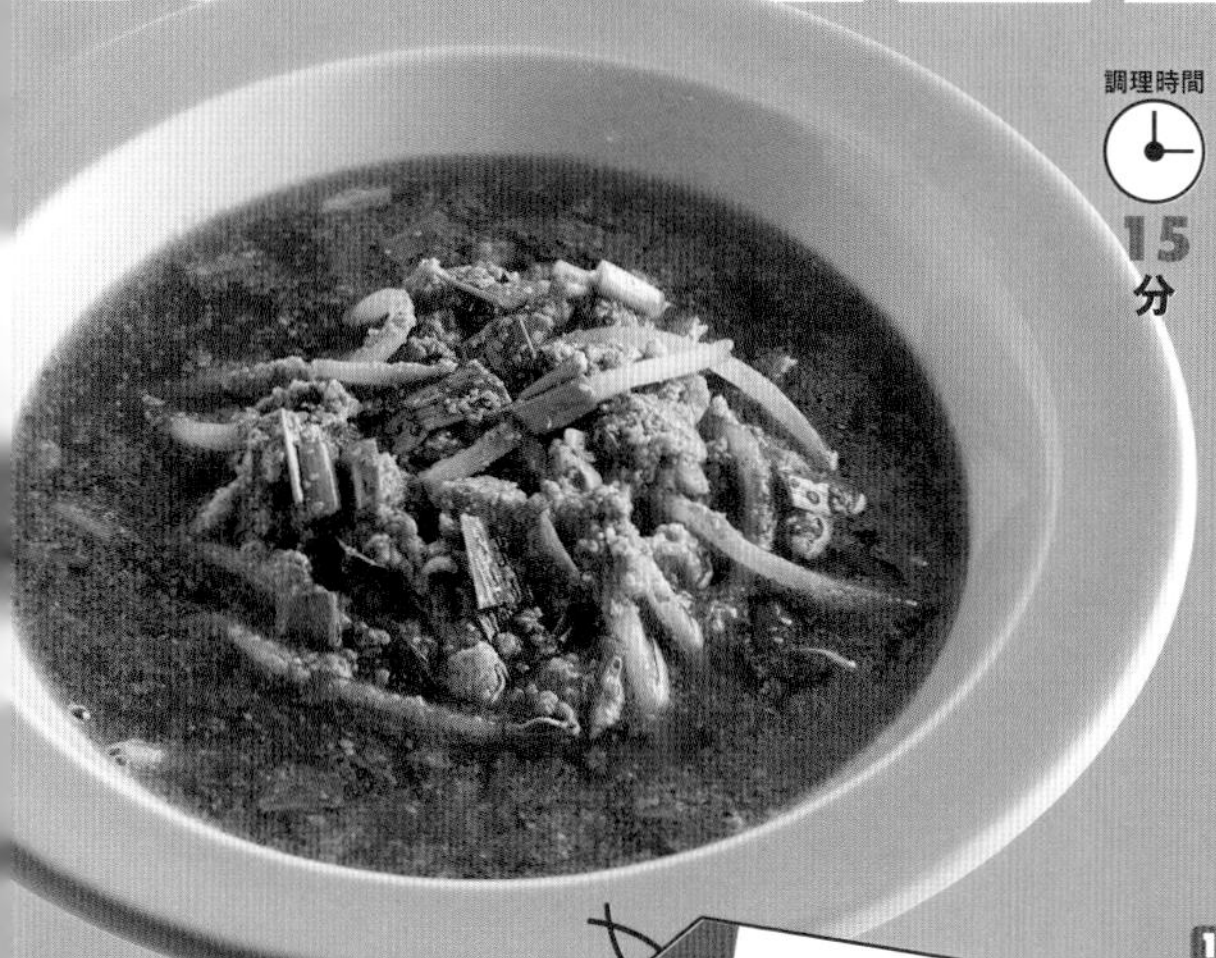

エネルギー 252 kcal ｜ たんぱく質 11.7 g ｜ 糖質 5.7 g （1人分あたり）

担々風みそスープ

ナッツバターを加えることでコクが倍増
食物繊維たっぷりで便秘解消にも

調理時間
15分

材料（2人分）

豚ひき肉 …… 50g

ニラ …… 20g

もやし …… 50g

ミックスナッツバター …… 30g

豆板醤 …… 小さじ1/2

A
- **水** …… 1と1/2カップ
- **すりごま（白）** …… 大さじ3
- **しょうゆ** …… 小さじ2
- **鶏がらスープの素（顆粒）** …… 小さじ1

みそ …… 大さじ1と1/2

作り方

1. 鍋でひき肉を炒め、火が通ってきたらミックスナッツバターと豆板醤を加えて炒め合わせる。
2. 1にAを加えてよく混ぜ、ひと煮立ちさせる。もやしを加え、みそを溶き入れて全体がなじんだら火を止める。1cm幅に切ったニラを加えてざっくりと混ぜる。

松田リエ厳選！

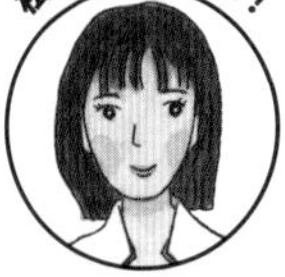

太りにくいドリンク

コストコならお得に購入できます♥

カークランドシグネチャー
アーモンド飲料 無糖

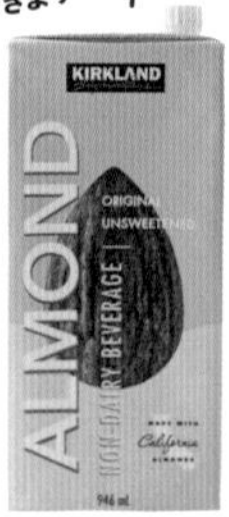

アーモンドミルクは、牛乳に比べてカロリーも糖質も半分以下。食物繊維も含まれていて、**食前に飲めば、血糖値の上昇を抑える効果も。**またアーモンドに含まれる**ビタミンEは、アンチエイジング効果や免疫力アップ、冷え性の予防・改善効果なども期待できるので、キレイにやせたい女性の強い味方！**

カルミエン
オーガニック ルイボスティー

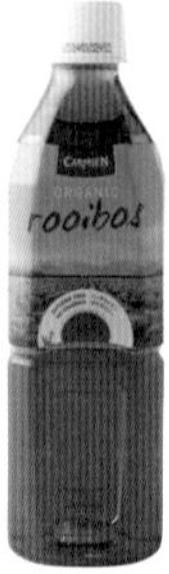

ルイボスティーは、古くから「奇跡のお茶」「不老長寿のお茶」などとして親しまれてきたほど、美容や健康によいことで知られています。**ポリフェノールの一種であるルチンは、抗酸化作用もあり、ダイエットをサポートしてくれます。**

砂糖不使用のタイプを選んで！

カークランドシグネチャー
オーガニック ココナッツウォーター ノーシュガー

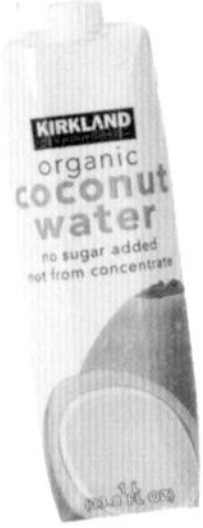

ココナッツの栄養を手軽に摂れると、近年話題に！ 天然のスポーツドリンクと呼ばれるほど栄養が豊富で、**ダイエット中に不足しがちなカリウム、ナトリウム、マグネシウム、カルシウム、食物繊維などを補うことができます。**砂糖不使用のタイプがおすすめです。

アイリスフーズ
富士山の強炭酸水 ラベルレス

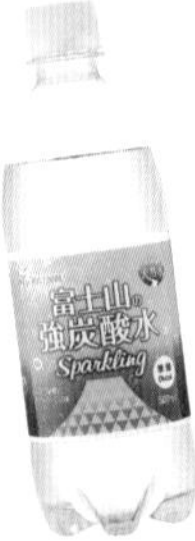

シュワッとした喉ごしで、喉が渇いたときなどについ飲みたくなる炭酸飲料。甘さはありませんが、スッキリ感を味わいたいだけであれば、十分満足できるという声もよく聞きます。炭酸水を飲むと**お腹が満たされ空腹感が抑えられたり、代謝を高めてくれる効果もあるので、ダイエットの補助飲料としてぜひ取り入れましょう。**

※コストコでは、ラベルレス商品が販売されています。

第4章

ダイエット中でも
お酒は飲みたい！

〝罪悪感ゼロ〟
おつまみを
食べましょう

APPETIZER

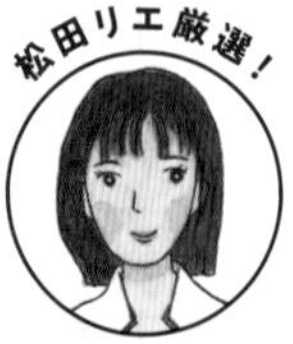

ダイエット中でもOKな お酒の飲み方

なぜお酒は太るのか？

やせたいけれど、大好きなお酒がやめられない……と悩んでいる人も多いはず。過去の私も、二日酔いで顔はパンパン、お腹はぽっこり。後悔と反省をくり返していました。確かにお酒は太る原因の大きなひとつですが、ダイエット中は必ず禁酒をしなければならないわけではありません。**大切なのはお酒の飲み方**。太らない飲み方をマスターすれば、お酒を楽しむことができます。

そもそもなぜお酒を飲むと太るのでしょうか？　一番の大きな原因は、体

太りにくいお酒 BEST 3

ウイスキー

糖質0gでカロリーもシングル1杯（30㎖）あたり約70kcalと低いので、ダイエット中でも安心して飲むことができます。アルコール度数が高く、少ない量で満足できるのもうれしいポイント。ウイスキーを炭酸水で割ったハイボールもおすすめです。

焼酎

太りそうなイメージがある焼酎ですが、**実は焼酎自体は糖質0g**。ただし、甘いジュースなどで割ると、糖質やカロリーが増えてしまいます。割りものは、水や炭酸水、無糖のお茶など糖質やカロリーの低いものを選びましょう。

赤ワイン

ウイスキーや焼酎に比べ糖質がわずかに多いものの、**抗酸化作用の高いポリフェノールが含まれているので、キレイにやせたいダイエッターの強い味方。**ポリフェノールには血中コレステロールを下げたり、悪玉コレステロールにも作用したりと、動脈硬化やがんの予防効果も期待できます。

の代謝のしくみが関係しています。肝臓の働きの中には、栄養素からエネルギーを作るエネルギー代謝と、解毒があります。ところが、アルコールを摂取すると、肝臓は最優先でアルコールを分解しようとするので、エネルギー代謝は後回しに……。すると、後回しにされたエネルギー源は行き場を失い、結果的に脂肪として体に蓄えられてしまうというわけです。

　体に脂肪を溜めないためには、**お酒は適量を守りおつまみは太りにくいものを選ぶことがポイント**。お酒の適量は純アルコール量20gほど。ビールなら中瓶1本、ワインならグラス1～2杯、清酒なら1合ほどが目安です。おつまみは高たんぱく低糖質でシンプルな調理法のものや、発酵食品、食物繊維が多い野菜などがおすすめです。

ダイエット中でもOKな飲みワザ

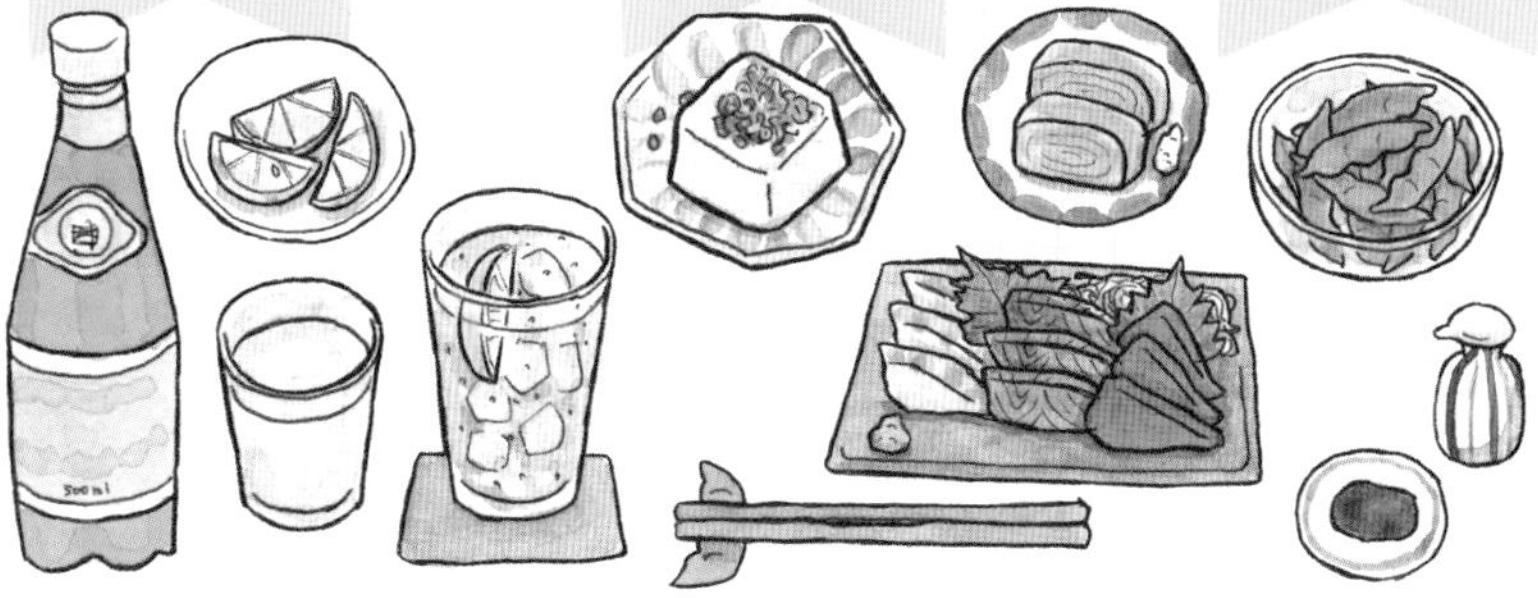

こまめに水分を摂る

お酒には利尿作用があるため、尿として体内から必要以上に水分が出てしまいます。お酒を飲んでいるからと、水を飲まないのは体によくないのです。お酒を飲む際はチェイサーの水を用意し、こまめに飲むことが大切です。

高たんぱく低糖質なつまみを選ぶ

お酒を飲んで太るのは、おつまみが原因である場合も。ご飯ものやフライドポテトなど、糖質や脂質が多いものは脂肪に直結してしまいます。おすすめは、お刺身やだし巻き卵などのたんぱく質を意識したおつまみ。脂肪になりにくく代謝を上げてやせやすい体を作ってくれます。

食べる順番はたんぱく質ファースト

お酒をたくさん飲んでお腹が膨れてしまうと、あまり食事がとれず代謝の低下を予防するたんぱく質の摂取量が不足してしまうことも。食べないことも太る原因となるので、まず最初にたんぱく質が摂れるおつまみを食べて代謝を高めましょう。主食は極少量か控えるのがベター。

APPETIZER

モッツァレラチーズ

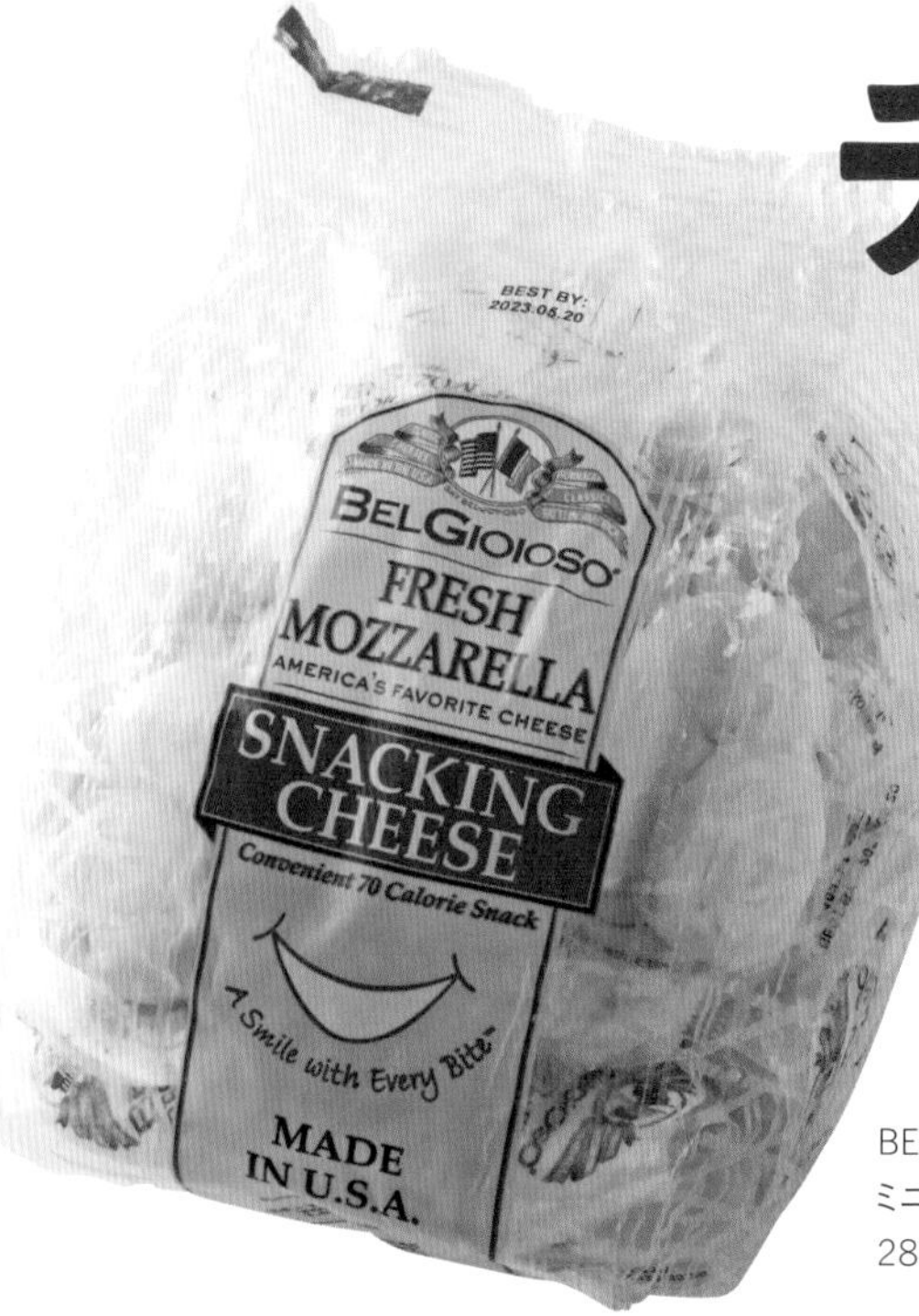

BELGIOIOSO
ミニモッツァレラ
28g×24個

小分けで便利！
たんぱく質とカルシウムを
一度に摂れる

Rie's Point

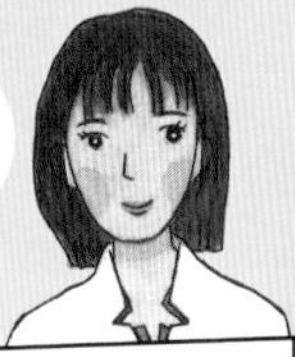

高たんぱく低糖質で、ダイエット食品としても注目を集めるチーズですが、ひと言でチーズといっても種類はさまざま。中でもダイエット向きなのは、白く丸い形状をしたモッツァレラチーズです。**高たんぱくでありながら、ほかのチーズより脂肪分と塩分が少ないのが特徴。**コストコで販売されている「モッツァレラチーズ」は、ひと口サイズで食べやすく、冷凍して長期保存できるのが人気の秘訣。薄い塩味があり**クセがない味わいなので、いろいろな料理に合うのはもちろん、そのままおやつとしてもおいしく食べられます。**

Point 1

たんぱく質の吸収がよくエネルギーになりやすい

チーズに含まれるたんぱく質は、植物性のたんぱく質に比べて消化吸収率がよいことで知られています。さらに熟成や発酵によって消化吸収率が上がるので、エネルギーに変換されやすいのが特徴です。筋トレをする人であれば、筋力アップに効果大。代謝が上がりよりスムーズにやせることができます。

Point 2

カルシウムを効率よく摂取できる

チーズに含まれるカルシウムは、歯や骨を丈夫にするだけでなく、筋肉の働きをスムーズにしたり、脳や神経の働きを助けたりなど、さまざまな役割を担っています。不足すると骨や歯などを分解してしまうこともあるので注意が必要。カルシウムはほとんど体に溜めておくことができないので、毎日摂ることが大切です。

Point 3

乳酸菌が腸内環境を改善

ナチュラルチーズには乳酸菌がいるといわれています。乳酸菌は悪玉菌の増殖を抑え腸内環境を整えて便秘を改善。乳酸菌は生きたまま腸に届かなくても効果が期待でき、コレステロールの吸収を抑える働きもあるので、血液の状態を改善し、太りにくくやせやすい理想の体へと導いてくれます。

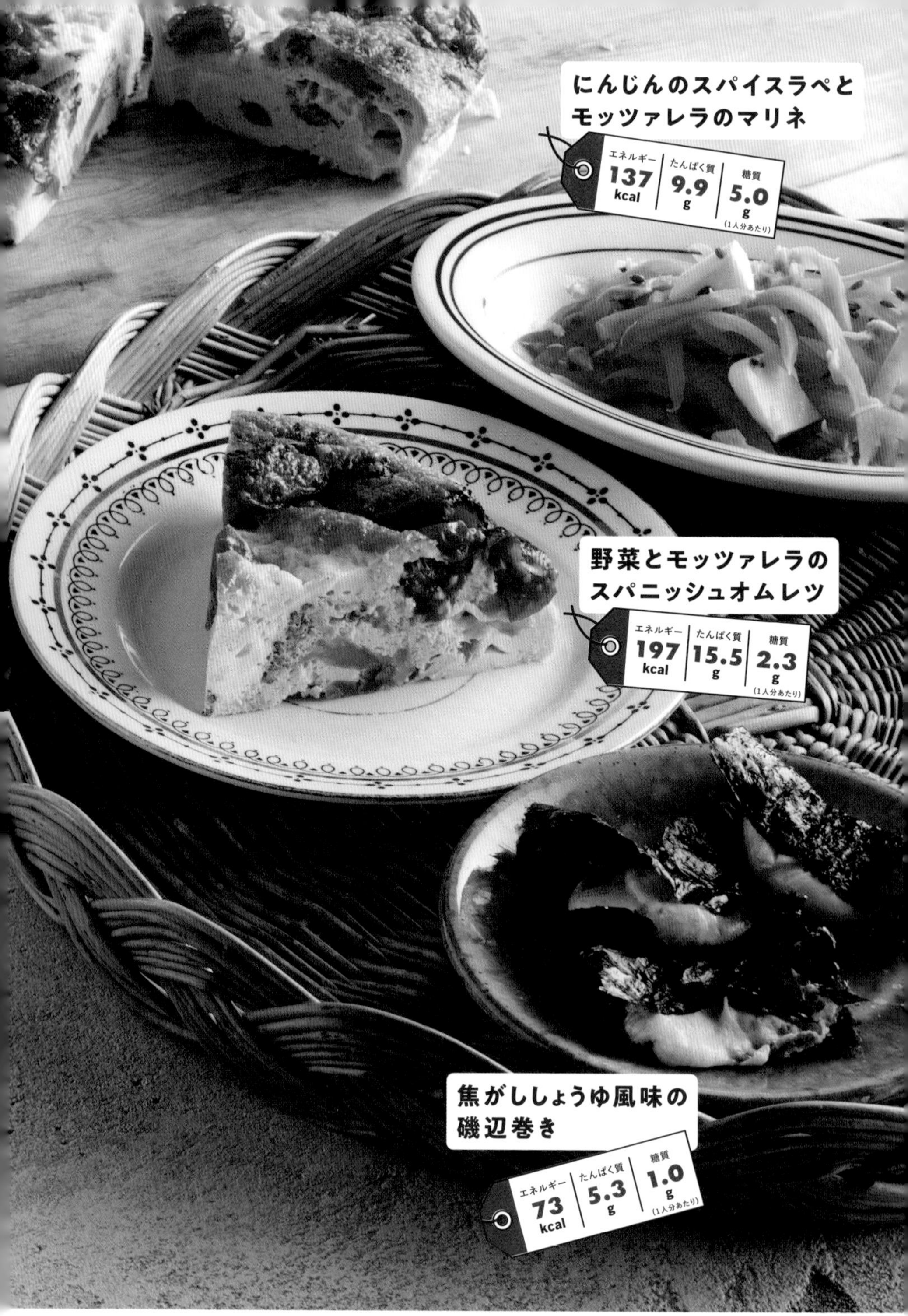
にんじんのスパイスラペと
モッツァレラのマリネ
エネルギー 137 kcal
たんぱく質 9.9 g
糖質 5.0 g
(1人分あたり)
野菜とモッツァレラの
スパニッシュオムレツ
エネルギー 197 kcal
たんぱく質 15.5 g
糖質 2.3 g
(1人分あたり)
焦がししょうゆ風味の
磯辺巻き
エネルギー 73 kcal
たんぱく質 5.3 g
糖質 1.0 g
(1人分あたり)

調理時間 15分

にんじんのスパイスラペとモッツァレラのマリネ

パパッと作れてたんぱく質を手軽に摂取

材料（作りやすい分量）

にんじん……1本
モッツァレラチーズ……2袋（6粒）
ツナ缶……1缶（70g）
A
塩……小さじ1/4
クミンシード・オリーブオイル……各小さじ1/2
酢……少々

作り方

1. にんじんを細切り（細すぎないように）にして塩でもみ、10分以上おいてから水気を絞る。
2. チーズをそれぞれ四等分にする。
3. 1、2、油をきったツナ、Aを混ぜ合わせる。

調理時間 45分

野菜とモッツァレラのスパニッシュオムレツ

オーブンで焼いて卵ふっくら、具だくさんで満足度アップ！

材料（6人分）※直径162mm×高さ42mmのアルミプレートを使用

モッツァレラチーズ……4袋（12粒）
卵……8個
ブロッコリー（冷凍）……150g
ミニトマト……8個
A
粉チーズ……40g
アーモンドミルク（または豆乳や水）・白ワイン……各大さじ1
塩・粗びき黒こしょう……各小さじ1/3

作り方

1. 卵をしっかりと溶きほぐし、Aを加えて卵液を作る。
2. ブロッコリーを袋の表示通りに解凍し、水気を拭う。ミニトマトを半分に切る。
3. 1、2、チーズを混ぜ合わせて型に流し入れ、180°Cのオーブンで30〜35分ほど加熱する。火が通っていなければ、5分ずつ延長して加熱する。

調理時間 5分

焦がししょうゆ風味の磯辺巻き

高たんぱくおつまみで晩酌もヘルシーに

材料（1人分）

モッツァレラチーズ……1袋（3粒）
しょうゆ……少々
焼きのり……適量

作り方

1. フライパンにしょうゆをたらし、火にかける。香りが出てしょうゆがふつふつとしてきたら、チーズを入れて転がす。
2. しょうゆがなじんだらチーズを等間隔に置く。溶けてきたら火を止め、好みによってチーズを余熱でさらに溶かす。
3. 適当な大きさに切った焼きのりで2を包み、皿に盛る。

調理時間
10分

タコときゅうりとモッツァレラのセビーチェ風

タコに含まれるタウリンが脂肪燃焼効果を促進

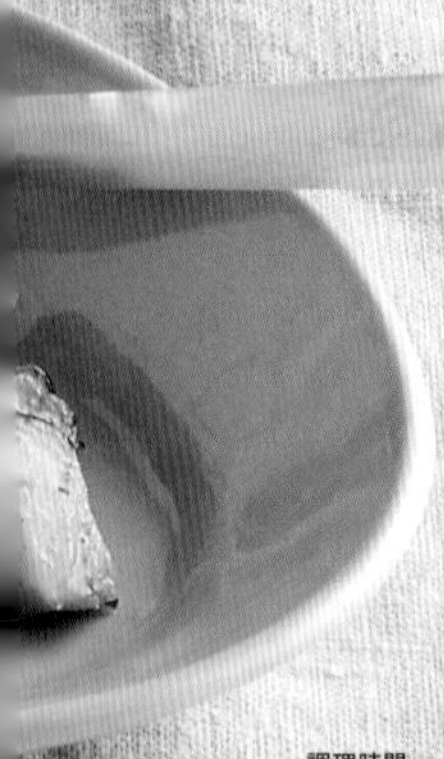

材料（2人分）

タコ……50g
モッツァレラチーズ……1袋（3粒）
きゅうり……1/3本
紫玉ねぎ（または玉ねぎ）……20g
A
レモン汁・オリーブオイル……各小さじ1
粒マスタード……小さじ1/2
にんにく（すりおろし）……少々
塩・こしょう……各少々

作り方

1 タコを小さめのひと口大に切る。チーズをそれぞれ四等分にする。きゅうりと紫玉ねぎを粗みじん切りにする。
2 1とAを混ぜ合わせる。

調理時間
5分

ガーリックラー醤油

すべての材料を混ぜるだけ！ 究極のずぼらおつまみ

材料（1〜2人分）

モッツァレラチーズ……1袋（3粒）
ガーリックチップ……小さじ1/2
しょうゆ……小さじ1/4
煮切りみりん（P16参照）……小さじ1/4
ラー油……少々

作り方

すべての材料を混ぜ合わせる。

Point

すぐに食べても、冷蔵保存してもOK。ガーリックチップがない場合は、フライパンでごま油少々、みじん切りしたにんにく10g程度を弱火でこんがりとするまで炒めたものでも代用できる。

調理時間
5分

トマトとモッツァレラのハーブグラタン

かわいらしい見た目でおもてなしメニューにも◎

材料（1〜2人分）

モッツァレラチーズ……1袋（3粒）
ミニトマト……2個
バジルの葉……2枚
塩・こしょう……各少々
オリーブオイル……小さじ1/2

作り方

1 クッキングシートの両端をひねってボート状の袋を作り、耐熱容器にのせる。中にチーズと半分に切ったミニトマトを交互に並べる。
2 電子レンジ（600W）で1を30秒ほど加熱し、チーズを少し溶かす。好みで10秒ずつ加熱を追加し、チーズとトマトに火を通す。
3 ちぎったバジルの葉をのせ、塩・こしょう、オリーブオイルをかける。

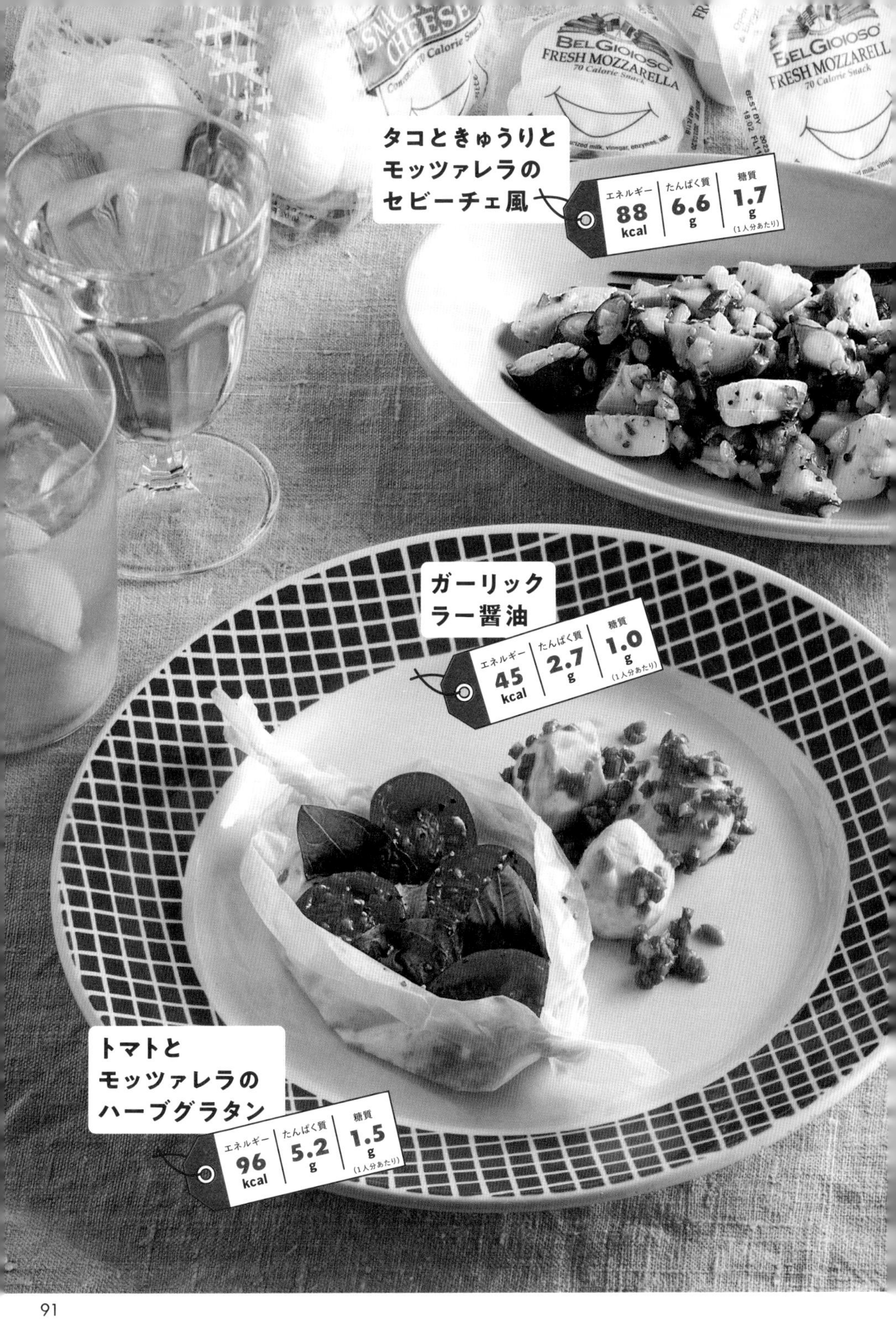

BELGIOIOSO
FRESH MOZZARELLA
70 Calorie Snack
タコときゅうりと
モッツァレラの
セビーチェ風
エネルギー 88 kcal
たんぱく質 6.6 g
糖質 1.7 g
(1人分あたり)
ガーリック
ラー醤油
エネルギー 45 kcal
たんぱく質 2.7 g
糖質 1.0 g
(1人分あたり)
トマトと
モッツァレラの
ハーブグラタン
エネルギー 96 kcal
たんぱく質 5.2 g
糖質 1.5 g
(1人分あたり)

ブロッコリー

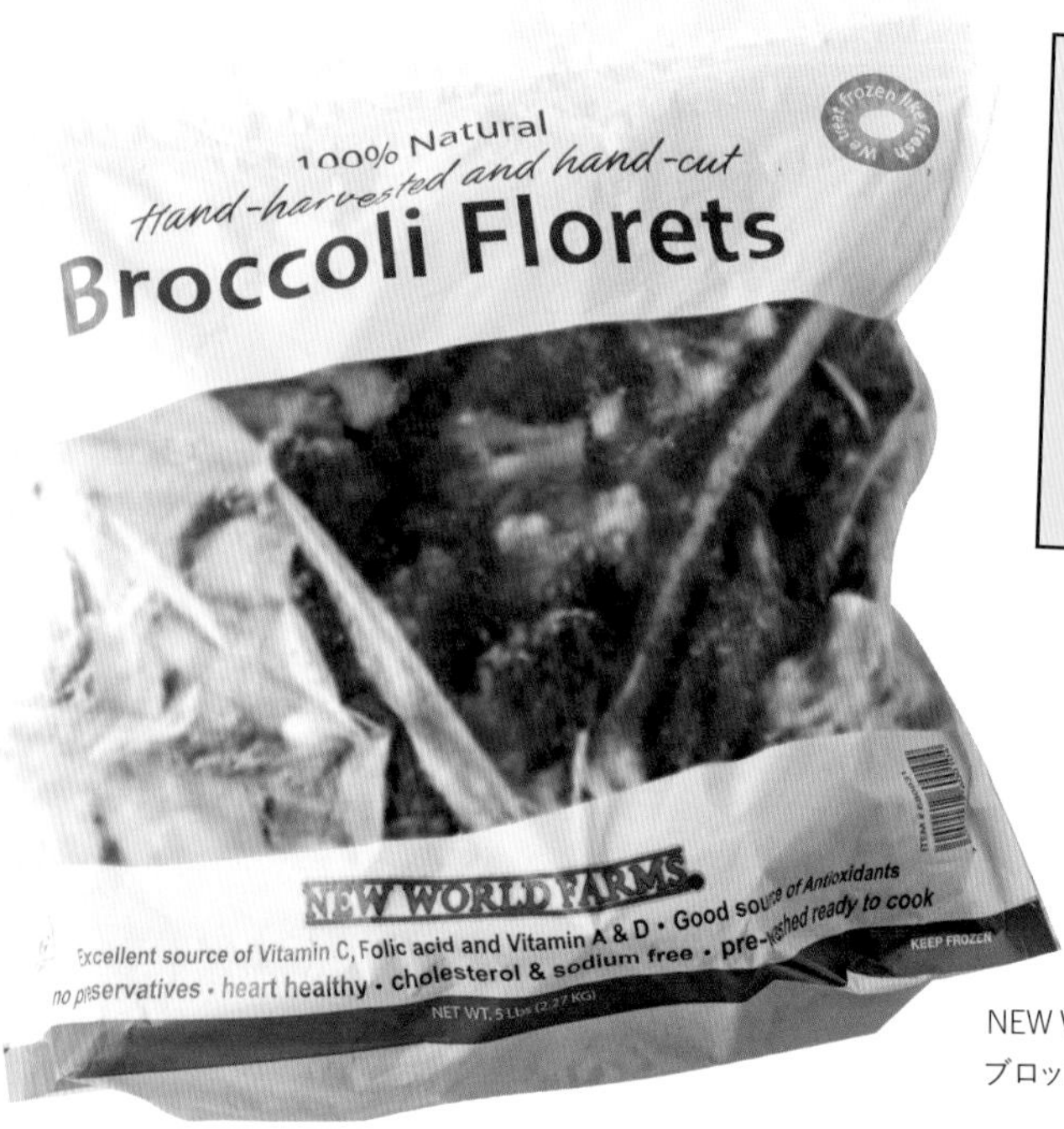

NEW WORLD FARMS
ブロッコリー 2.27kg

ダイエットを支える緑の下の力持ち

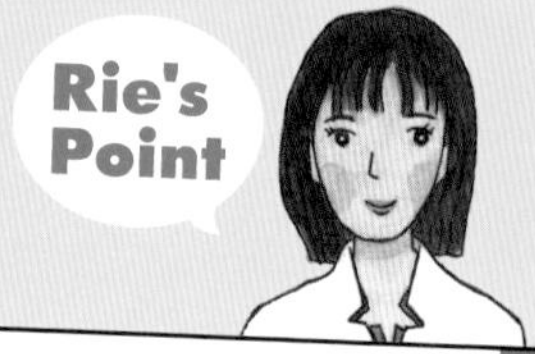

ダイエット効果の高いスーパーフードとも呼ぶべき食品のひとつブロッコリー。**食物繊維の量が野菜の中でもトップクラスで、腸内環境を整えやせ効果がアップ**。豊富に含まれるβ－カロテンは、体内に入るとビタミンAに変換され、皮膚や粘膜を丈夫にし、美肌へと導いてくれます。さらに、**血糖値の上昇を抑えて脂肪を燃焼してくれる働きも**。コストコの冷凍ブロッコリーはカット済みなので調理の手間を減らすことができ、チャック付きで使いたいときに使いたい分をさっと取り出せてとっても便利！

Point 1

便のカサを増やして便秘を予防・改善

ブロッコリーの食物繊維量は、食物繊維が多いことで知られるレタスの約4倍！ そのほとんどが水に溶けない不溶性食物繊維で、腸の中で水分を吸収して便のカサを増やしてくれます。ダイエット中食べる量が少なくなると、便のカサが減って便秘になりがちですが、ブロッコリーを食べていれば安心です。

Point 2

β-カロテンで美肌に

にんじんやブロッコリーなどに豊富に含まれるのがこのβ-カロテン。強い抗酸化作用を持つので、鼻、のどなどの粘膜を健康に保つ働きとともに、体内でβ-カロテンがビタミンAに変わることにより、肌のターンオーバーを促進し、シミ予防や美肌効果も期待できます。ダイエットしながらキレイになれるおすすめ野菜です。

Point 3

スルフォラファンで肝臓を助ける！

ブロッコリーに少し含まれるというフィトケミカルのひとつのスルフォラファンは、がんを予防したり、肝臓が解毒する力を高めたりするといわれています。最近の研究により、ピロリ菌の除菌や二日酔いなどを防ぐ効果もあると分かってきています。もっとスルフォラファンを摂りたい方は、スプラウトがおすすめです！

材料（2人分）

ブロッコリー（冷凍）…… 200g
アサリ …… 100g
にんにく・しょうが …… 各5g
輪切り唐辛子 …… 適量
酒 …… 小さじ2
しょうゆ …… 適量

作り方

1. にんにくを粗みじん切りにし、しょうがをせん切りにする。アサリをこすり洗いする。
2. 耐熱容器に1、凍ったままのブロッコリー、輪切り唐辛子、酒を入れてふんわりとラップをかけ、電子レンジ（600W）で5分加熱する。
3. ざっくりと混ぜ合わせたら、ラップをかけて再び3分加熱する。しょうゆをかけて味をととのえる。

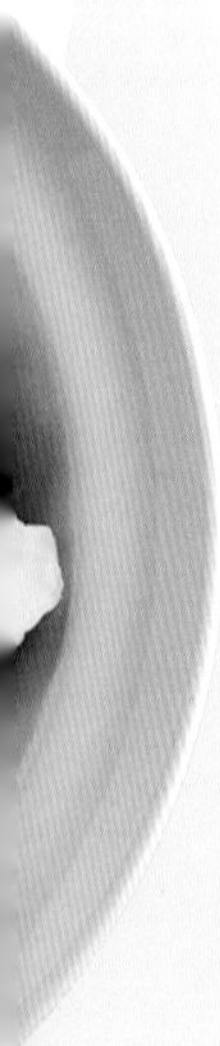

ブロッコリーのピカタ

卵の衣でふんわり、粉チーズが香ばしいかんたんピカタ

エネルギー	たんぱく質	糖質
101 kcal	7.2 g	1.8 g

（1人分あたり）

調理時間 10分

材料（2人分）

ブロッコリー（冷凍）…… 150g
卵 …… 1個
粉チーズ …… 大さじ1
塩・こしょう …… 各少々
オリーブオイル …… 小さじ1

作り方

1. ブロッコリーを袋の表示通りに解凍する。ボウルに卵を溶きほぐし、粉チーズ、塩・こしょうを入れて卵液を作る。
2. ブロッコリーを卵液にくぐらせ、オリーブオイルを熱したフライパンで焼く。
3. 卵液が固まってきたら面を返し、焼き色をつける。卵液が余っていたら、ブロッコリーを再度くぐらせ、焼く。これをくり返す。

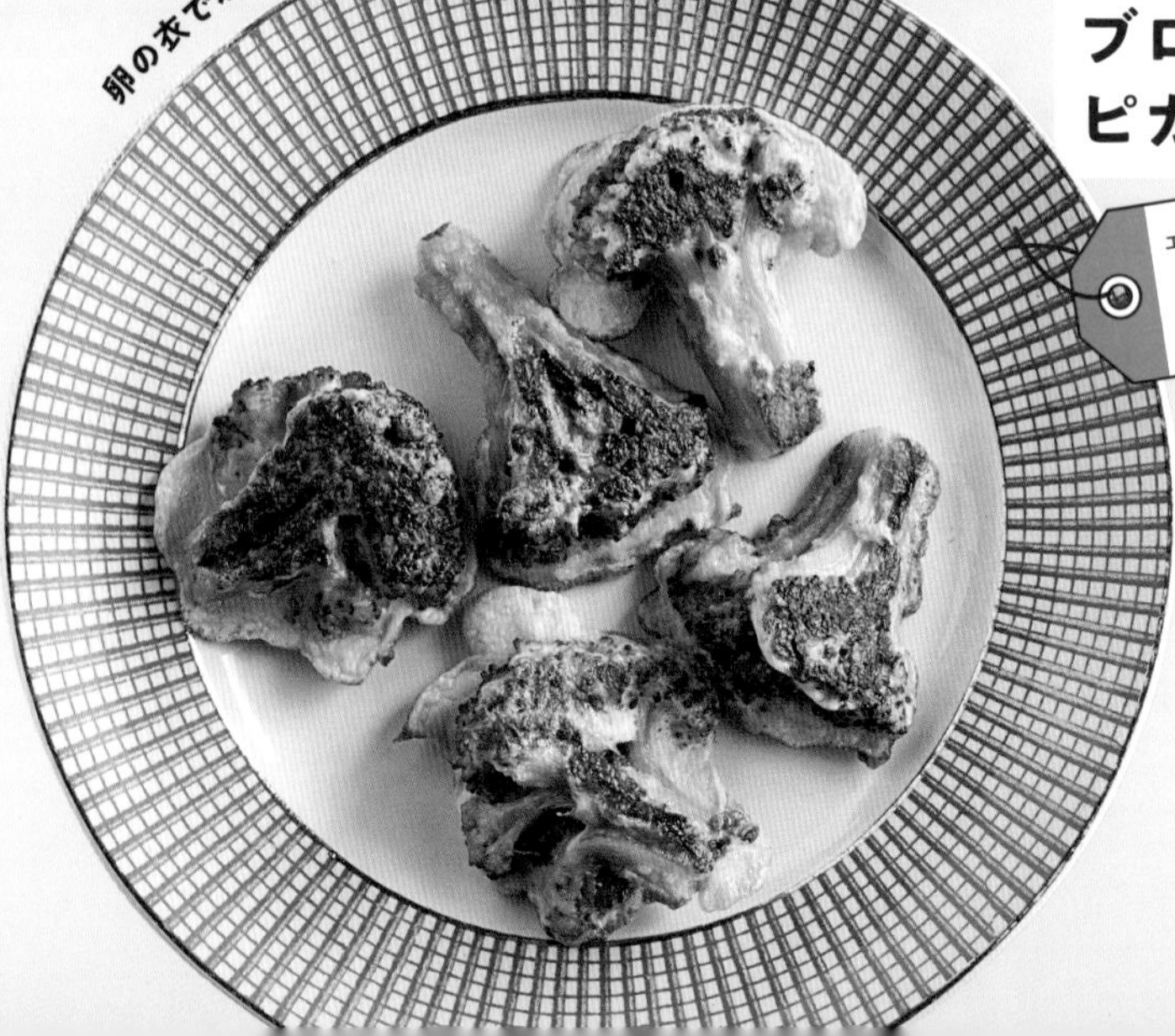

アサリとブロッコリーのレンジで酒蒸し

ビタミン、ミネラル豊富な即席レンチンおかず

エネルギー	たんぱく質	糖質
55 kcal	5.0 g	2.7 g

(1人分あたり)

調理時間 10分

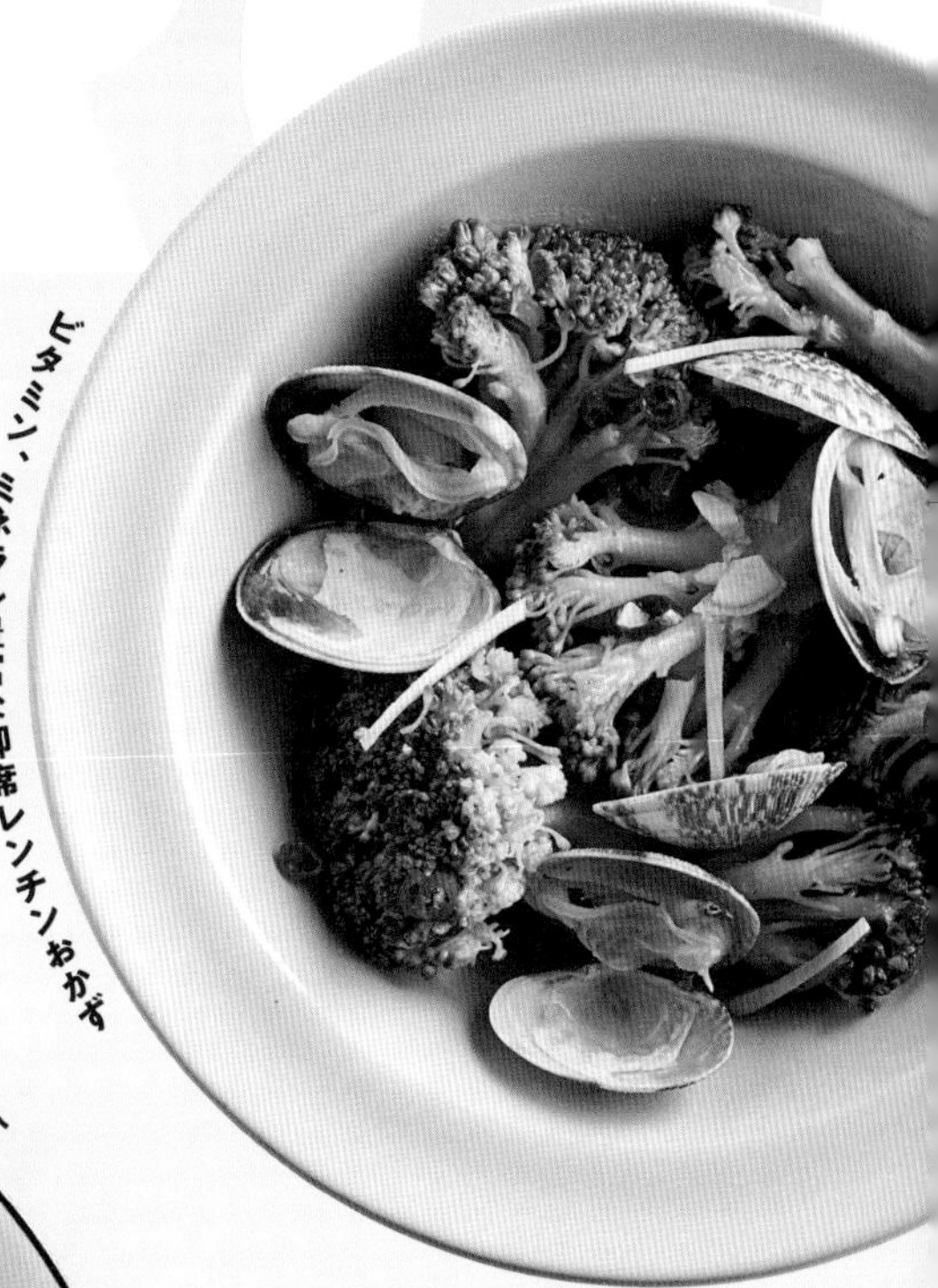

発酵食品のみそ&ヨーグルトで腸からキレイに

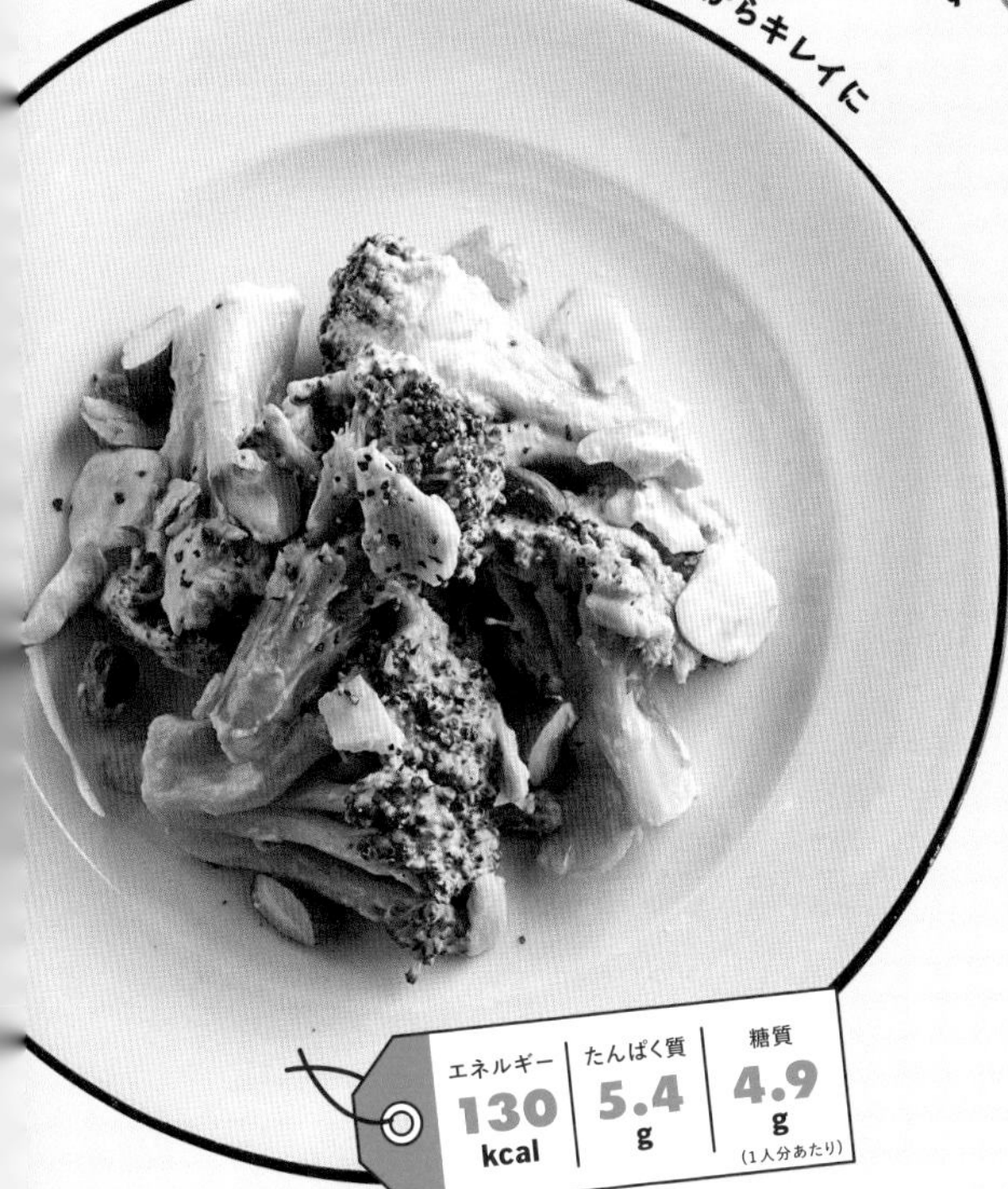

エネルギー	たんぱく質	糖質
130 kcal	5.4 g	4.9 g

(1人分あたり)

調理時間 10分

カリカリガリマヨブロッコリー

材料（2人分）

ブロッコリー(冷凍) …… 100g
にんにく(フライドガーリックでも代用可)
…… 20g(大さじ1)
ヨーグルト(無糖) …… 大さじ2
みそ …… 小さじ1
ミックスナッツ …… 20g
粗びき黒こしょう …… 少々
オリーブオイル …… 小さじ1

作り方

1. フライパンでオリーブオイルと薄切りにしたにんにくを弱火で熱し、にんにくがカリッとするまで焼く。
2. ボウルに1、ヨーグルト、みそを入れてよく混ぜ合わせ、袋の表示通りに解凍したブロッコリーを加えてあえる。
3. 皿に盛り、砕いたミックスナッツと粗びき黒こしょうを散らす。

APPETIZER

納豆

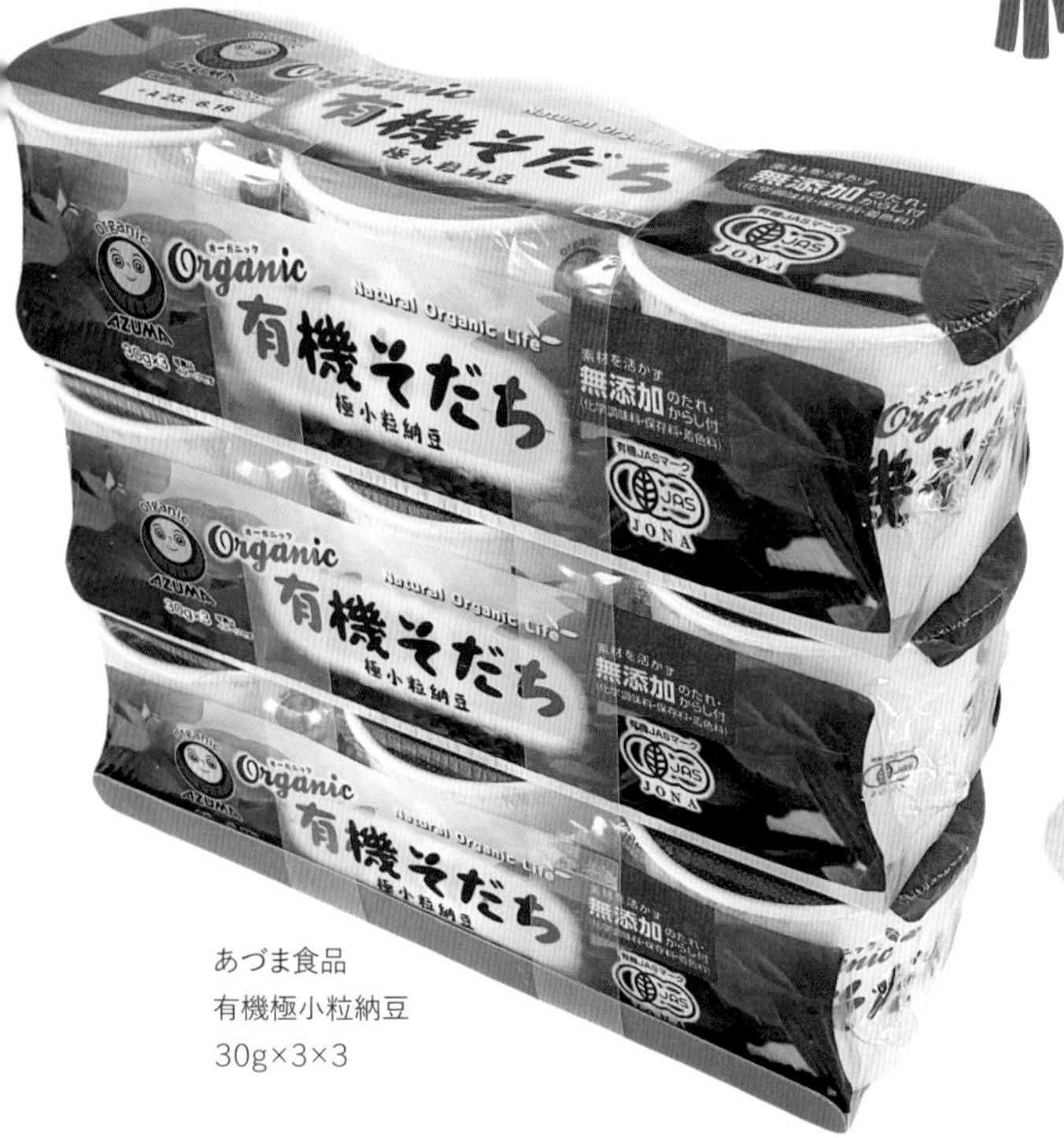

あづま食品
有機極小粒納豆
30g×3×3

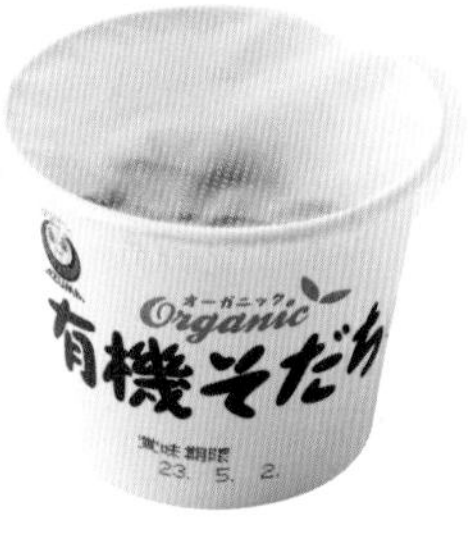

発酵パワーと
食物繊維で
腸内環境を改善！

Rie's Point

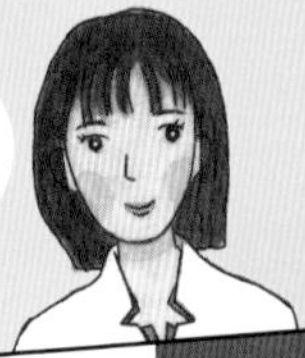

納豆に含まれる納豆菌は、**世界最強の菌と呼ばれるほど強い菌で、乾燥や熱、酸などに対する耐性が高いため、胃酸に負けることなく腸まで届き、悪玉菌を抑制します**。納豆には食物繊維など腸によい栄養素も豊富なので、腸内環境を改善する上で非常に効果的。

ひとつ注意してほしいのは、できるだけ付属のタレを使わないこと。納豆のタレには太りやすい糖質が含まれていることが多いので、**糖質の少ないしょうゆなどを使って食べるようにしましょう**。

Point 1

納豆菌、食物繊維で腸活！

納豆には腸内環境を整える栄養素が豊富に含まれています。まず、納豆菌が腸の中の悪玉菌を抑えてくれます。そして納豆の食物繊維が便のカサを増やして便秘を改善。健康な腸が手に入り、やせボディへと一気に近づきます。大豆と同じ栄養素が多いですが、納豆菌が分解してくれているので、より消化吸収されやすいのも◎。

Point 2

ナットウキナーゼとビタミンK_2で血液と骨をサポート

ナットウキナーゼは、納豆特有の栄養素で、血液をサラサラにする効果があります。また、納豆菌はビタミンK_2も作り出します。血液中ではナットウキナーゼと反対の作用を持つ一方で、ビタミンK_2にはカルシウムと一緒に働き、骨を丈夫にする効果も期待できます。

Point 3

大豆以上のビタミンB_2でキレイやせ!

たんぱく質や脂肪の代謝に必要なビタミンB_2。大豆にはもちろん、納豆にはよりたくさん含まれています。肌や爪、髪を健康でキレイに保つ役割も期待できます。

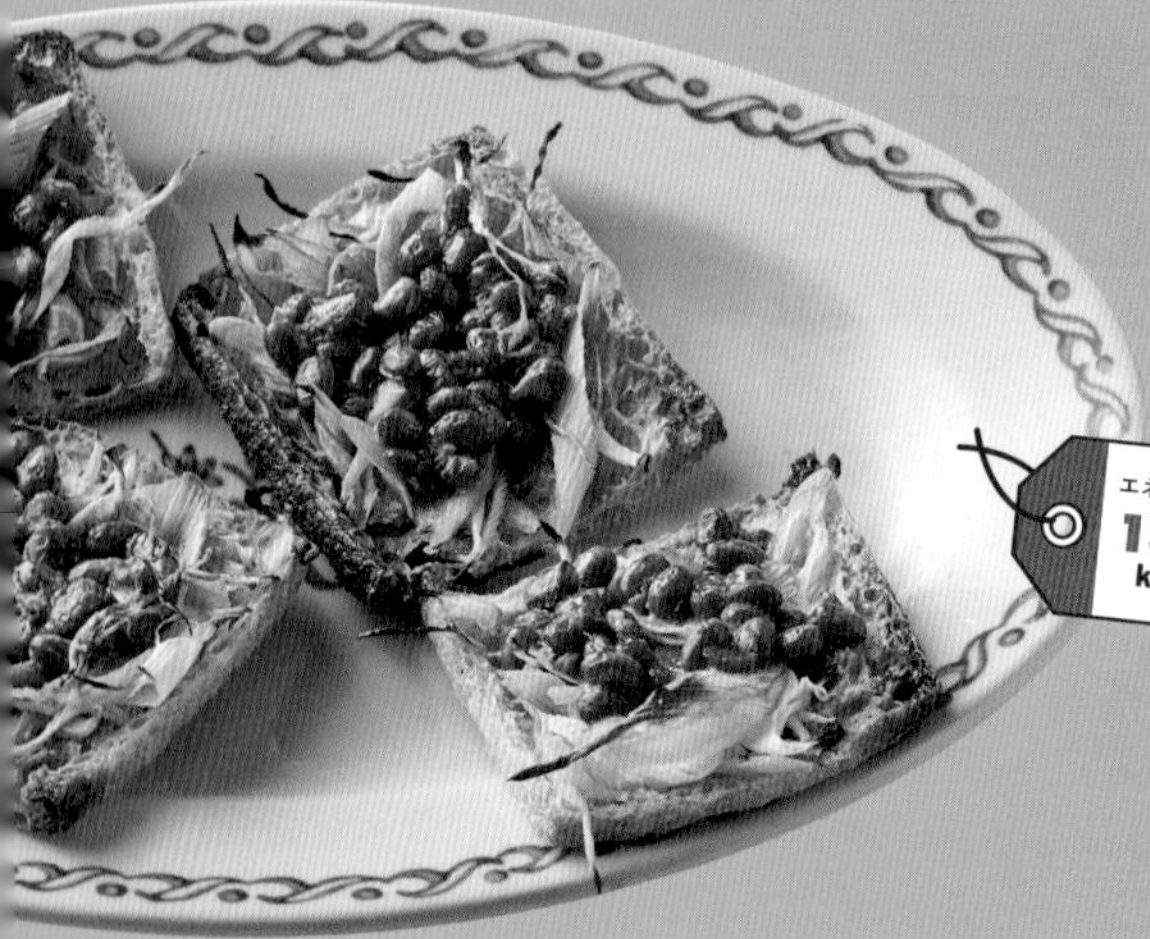

油揚げの納豆ピザ風

調理時間 10分

カリッと焼いた油揚げが
おかずにもおつまみにもぴったり

エネルギー	たんぱく質	糖質
133 kcal	5.7 g	2.6 g

(1人分あたり)

納豆とトマトと小松菜の和え物

調理時間 5分

もう1品！にぴったりな
栄養たっぷり副菜

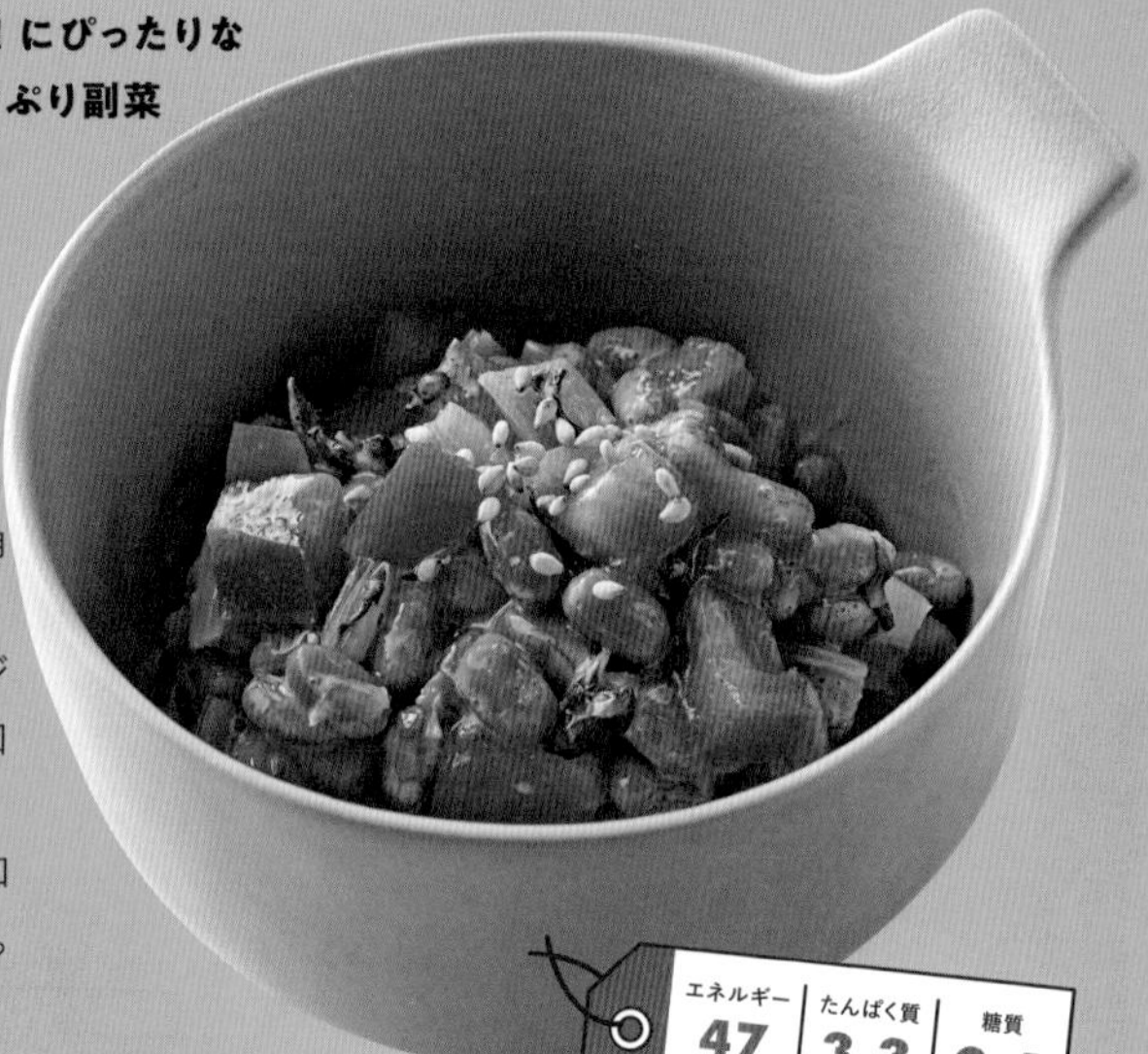

材料（2人分）

納豆（タレとからしを除く）…… 1パック
トマト・小松菜 …… 各20g
塩・炒りごま（白）…… 各適量

作り方

1. トマトを納豆よりも少し大きめの角切りにする。
2. 小松菜をラップに包んで電子レンジ（600W）で40秒ほど加熱し、小口切りにする。
3. 納豆、1、2を混ぜ合わせる。塩を加えて味をととのえ、炒りごまを散らす。

エネルギー	たんぱく質	糖質
47 kcal	3.3 g	0.4 g

(1人分あたり)

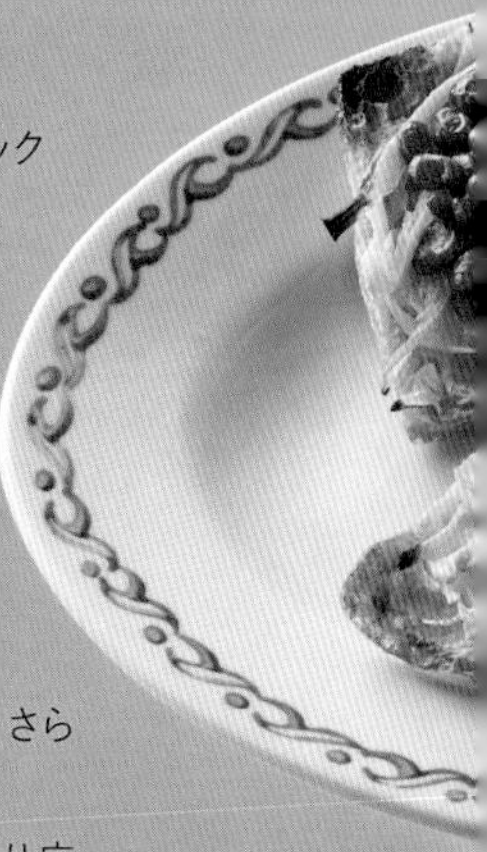

材料（2人分）

油揚げ …… 1枚
納豆（タレとからしを除く） …… 1パック
長ねぎ …… 20g

A
ごま油 …… 小さじ2
みそ …… 小さじ1
煮切りみりん（P16参照） …… 小さじ1

作り方

1. 油揚げを四等分にする。
2. 長ねぎを縦半分に切ったあと、さらに斜め薄切りにする。
3. Aを混ぜ合わせて油揚げに塗り広げ、長ねぎ、納豆の順にのせる。低温のオーブントースターでカリッとするまでじっくり焼く。

材料（2人分）

そうめん …… 2束（100g）
納豆（タレとからしを除く） …… 2パック
梅干し …… 2個
三つ葉 …… 2束
水 …… 4カップ
煮切りみりん（P16参照） …… 小さじ2
しょうゆ …… 小さじ2

作り方

1. 鍋に水、煮切りみりん、しょうゆを入れて煮立たせる。
2. そうめんを1に加えてざっと混ぜる。30秒ほどしたら根を除いた三つ葉を加えてさらに20秒ほどゆで、火を止める。
3. 器に2を流し入れ、納豆と梅干しをのせる。

納豆と梅干しのにゅうめん

調理時間 10分

発酵食品×クエン酸で腸内環境の改善、疲労回復に！

エネルギー	たんぱく質	糖質
266 kcal	10.7 g	36.7 g

（1人分あたり）

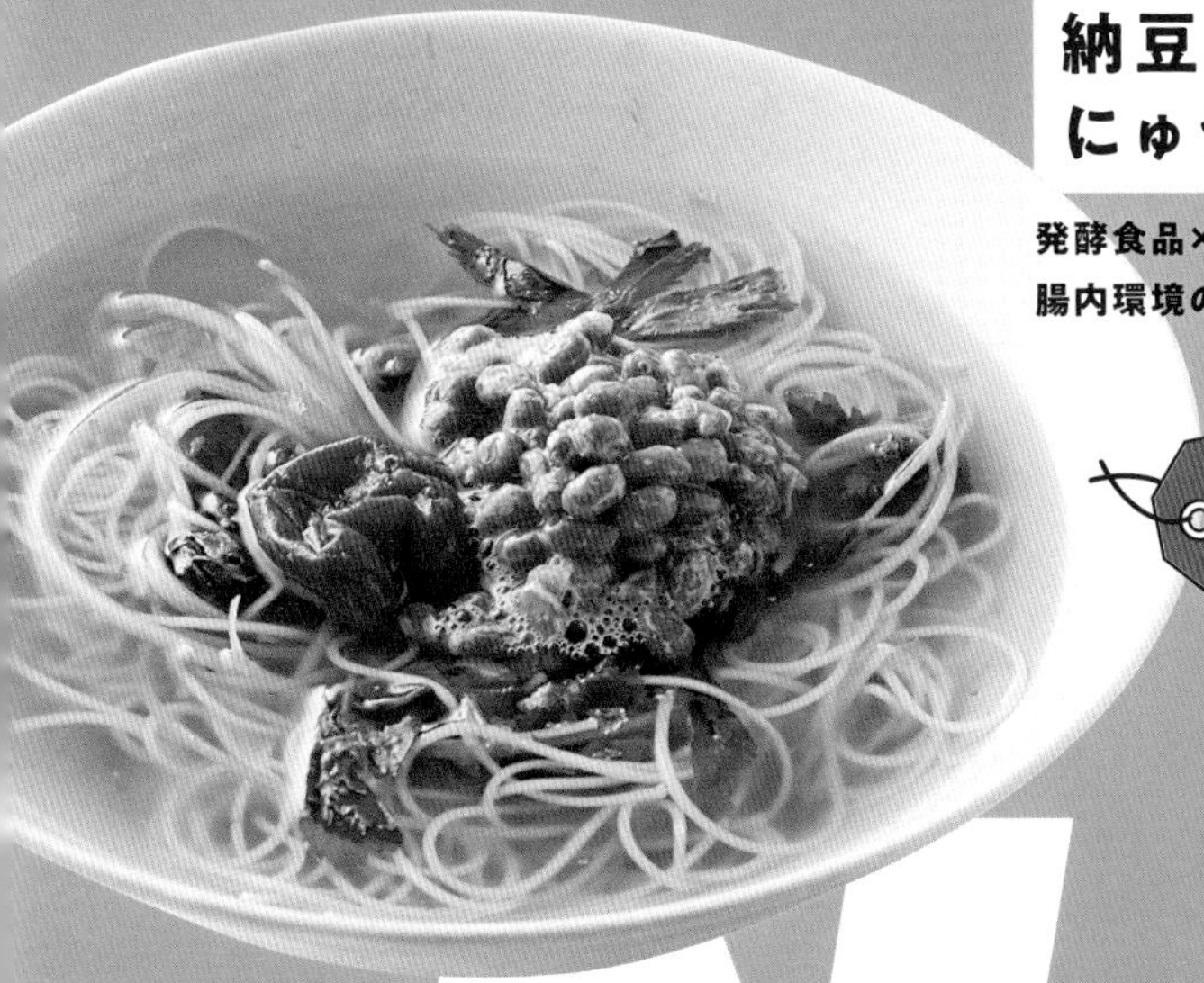

おからパウダー

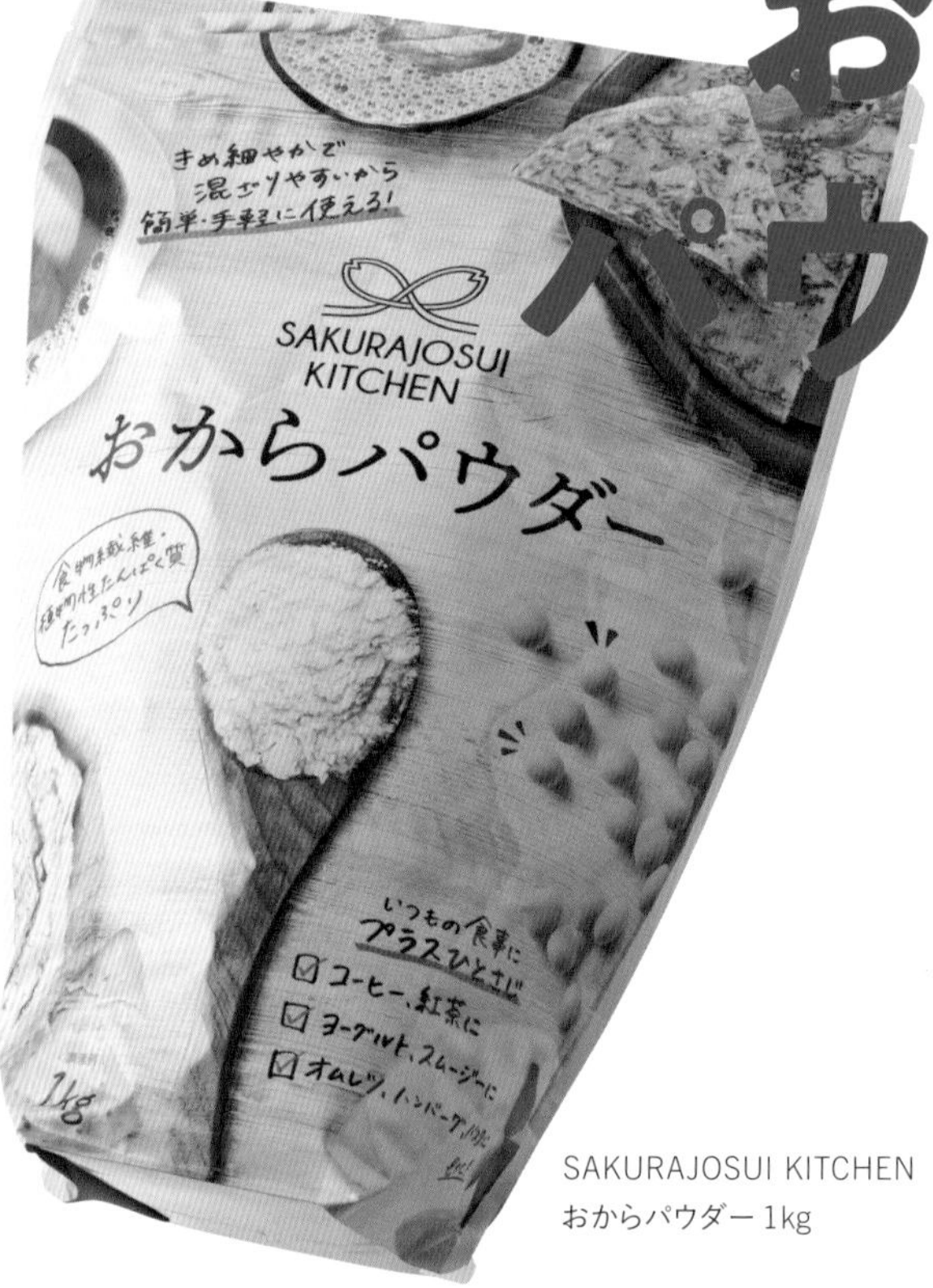

SAKURAJOSUI KITCHEN
おからパウダー 1kg

きめ細かで
食べやすい!
簡単・手軽に糖質オフ

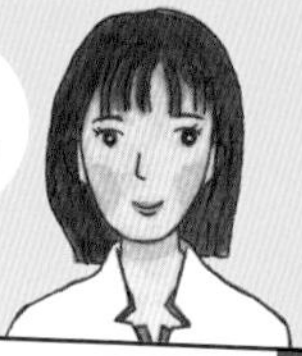

Rie's Point

おからパウダーは、豆乳や豆腐を作るときに出る大豆のしぼりかすであるおからを乾燥させたもので、小麦粉の代用品としても高い注目を集めています。小麦粉に含まれるグルテンは、中毒性があり太りやすいともいわれていて、避けたい食品のひとつ。とはいえ、パンやうどんなど、数多くの小麦製品をすべて我慢するのはストレスの原因に。そこで、大活躍してくれるのがおからパウダー。**大豆が原料なので高たんぱくで低糖質。食物繊維も豊富なので、小麦粉代わりに使って料理を楽しみましょう。**

Point 1

大豆イソフラボンで健康&元気に

おからパウダーに含まれる大豆イソフラボンは、女性ホルモンのエストロゲンに似た働きをすることで知られており、女性ホルモンの低下で生じる骨粗しょう症の予防や更年期障害の予防・改善、動脈硬化の予防、髪や肌のツヤやハリを保つなど、女性にうれしいアンチエイジング効果がたくさんあります。

Point 2

「生おから」よりも栄養たっぷり?

大豆の成分でもある、たんぱく質や食物繊維を豊富に含んでいるのがこのおからパウダー。乾燥している分、生のものよりも簡単に食べられるのもうれしいポイント。比較的低カロリーでたんぱく質をたくさん摂り入れられます。また、大豆に含まれるサポニンという成分は、肥満予防にもつながり体の好循環を生み出します!

Point 3

小麦粉のように使える

おからパウダーは、サラサラとしたパウダー状になっているので、小麦粉の代用品として使えるのが魅力。小麦粉に比べ低糖質で食物繊維が多く、しっかりお腹が満たされて腹持ちがいいのも◎。おすすめはレシピにあるようにお肉などと一緒に使うこと。小麦粉で作ったのと同じように、おいしく食べられます。

調理時間
20分

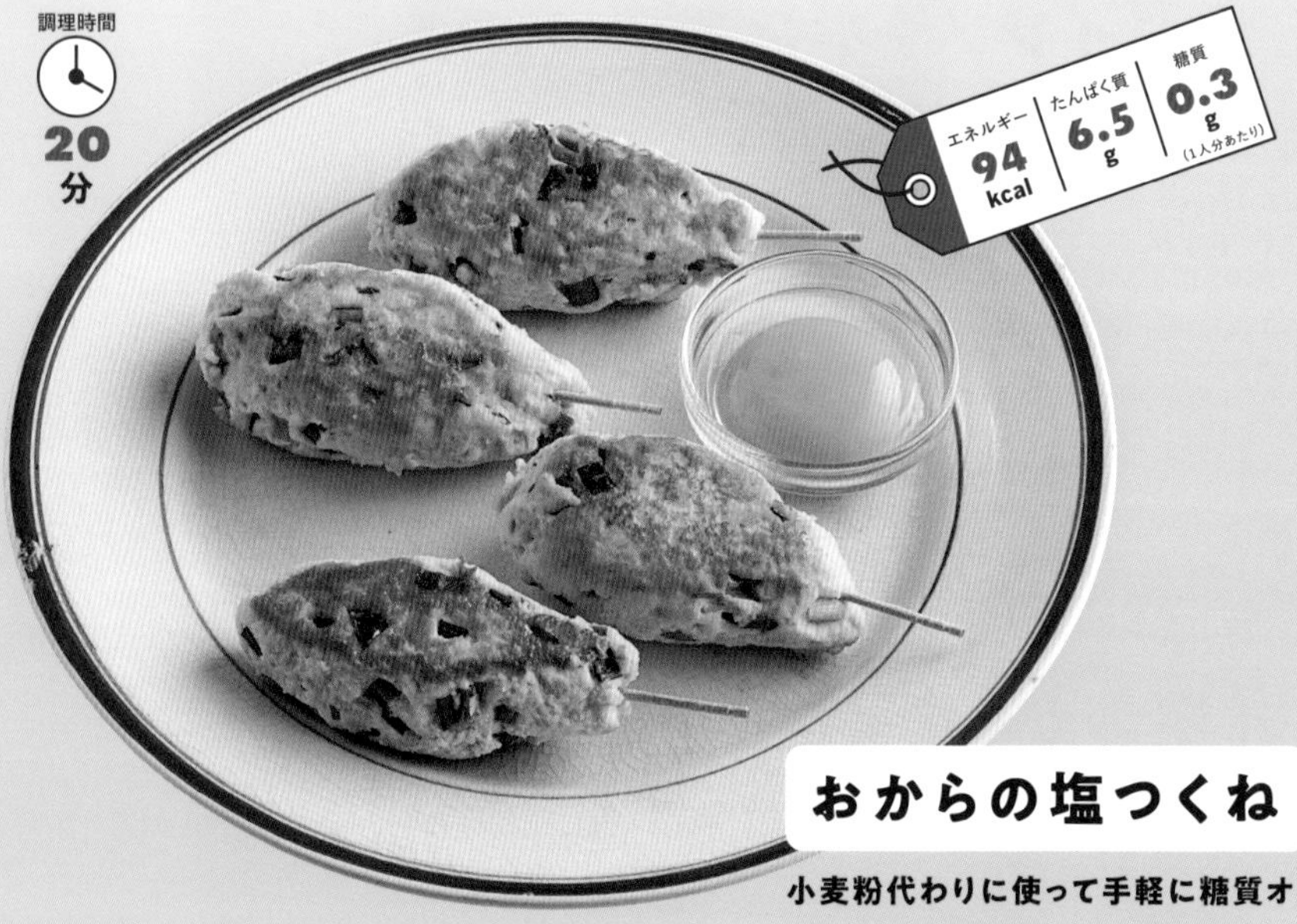

おからの塩つくね

小麦粉代わりに使って手軽に糖質オフ
おからの食物繊維でやせ効果も！

材料（4本分）

鶏ひき肉……100g
小ねぎ(小口切り)……3本
塩……小さじ1/4弱
こしょう……少々
A
- **おから**……20g
- **しょうが**(すりおろし)……10g
- **卵白**……1個分
- **しょうゆ**……小さじ1/2
- **だし汁**……大さじ3
- **山椒**……小さじ1/2

ごま油……小さじ1
卵黄……1個

作り方

1. ボウルにひき肉と塩・こしょうを入れて粘り気が出るまで混ぜる。**A**と小ねぎを加えてさらに混ぜ、四等分にして好みの形に成形する。
2. フライパンでごま油を熱し、1を入れて両面に焼き色がつくまで焼く。水大さじ2(分量外)を入れて蓋をし、弱めの中火で5分ほど蒸し焼きにする。
3. つまようじを2に刺し、皿に盛る。別皿で卵黄を添える。

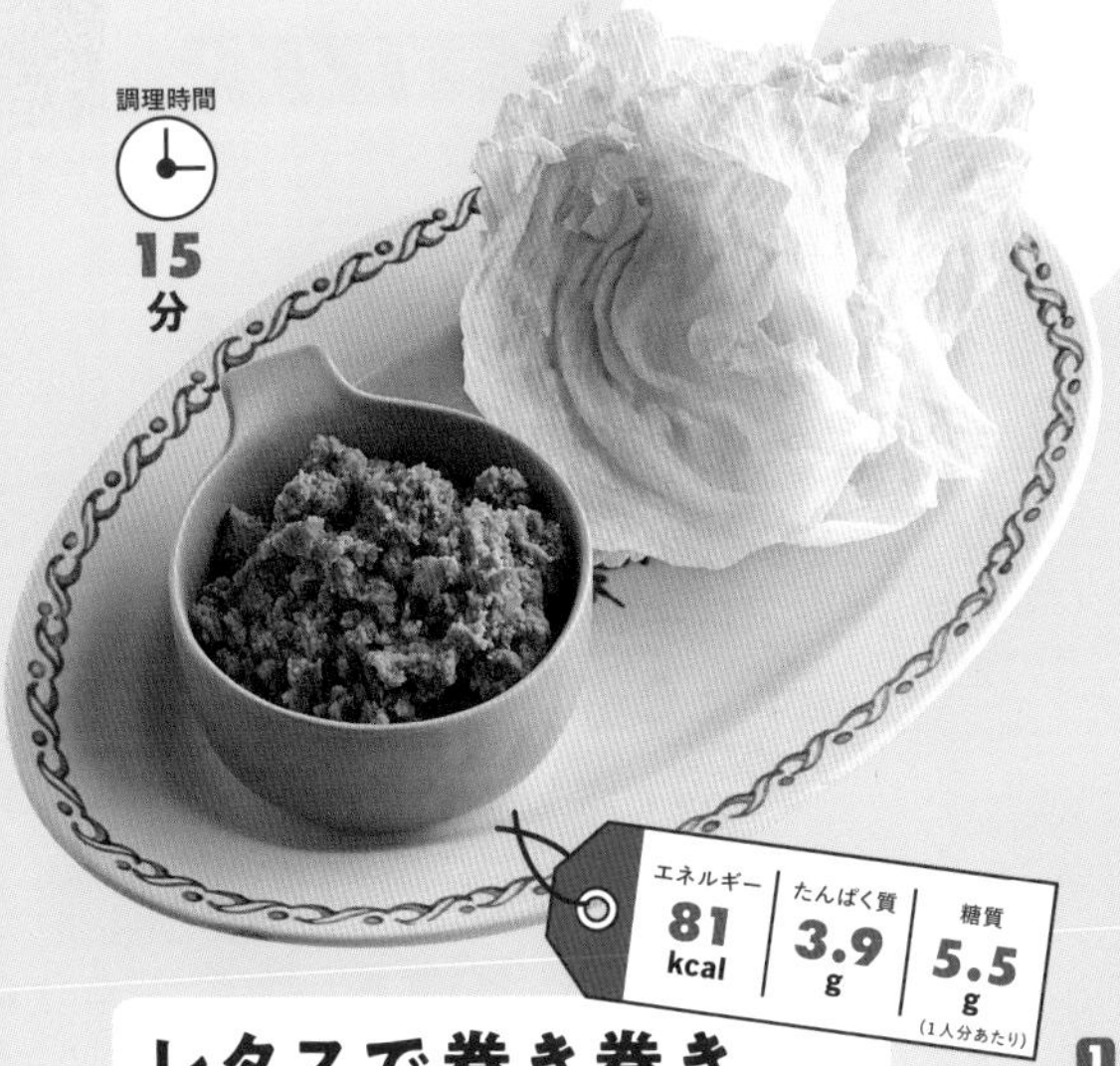

レタスで巻き巻き おからのドライカレー

半量をおからにすれば 少ないお肉でもボリューム満点！

材料（6人分）

合いびき肉……50g
おから……50g
にんにく・しょうが（みじん切り）……各10g
玉ねぎ……1/2個
A
水……1/2カップ
カレー粉……大さじ1
トマト缶……1/2缶（200g）
オイスターソース・はちみつ……各大さじ1
塩……小さじ1/2
レタス……適量

作り方

1. 耐熱容器にひき肉、おから、にんにく、しょうが、みじん切りにした玉ねぎ、Aを入れてよく混ぜ合わせる。
2. 1にふんわりとラップをかけ、電子レンジ（600W）で7分加熱する。
3. ざっくりと混ぜ、再びラップをかけて5分加熱する。レタスとともに器に盛る。

おからのだし巻き卵

調理時間
10分

糖質オフのふわふわ卵焼き お弁当のおかずにも◎

材料（2人分）

卵……3個
A
おから……大さじ2
だし汁……1/2カップ
しょうゆ……小さじ1
塩……少々
焼きのり……適量

作り方

1. ボウルに卵を溶きほぐし、Aと1cm幅程度にちぎった焼きのりを入れてよく混ぜ、卵液を作る。
2. 卵焼き器に油（分量外）を引き、1の1/3の量を流し入れて大きく混ぜ、半熟状になってきたら奥から手前に巻く。これを3回くり返し、卵焼きを作る。

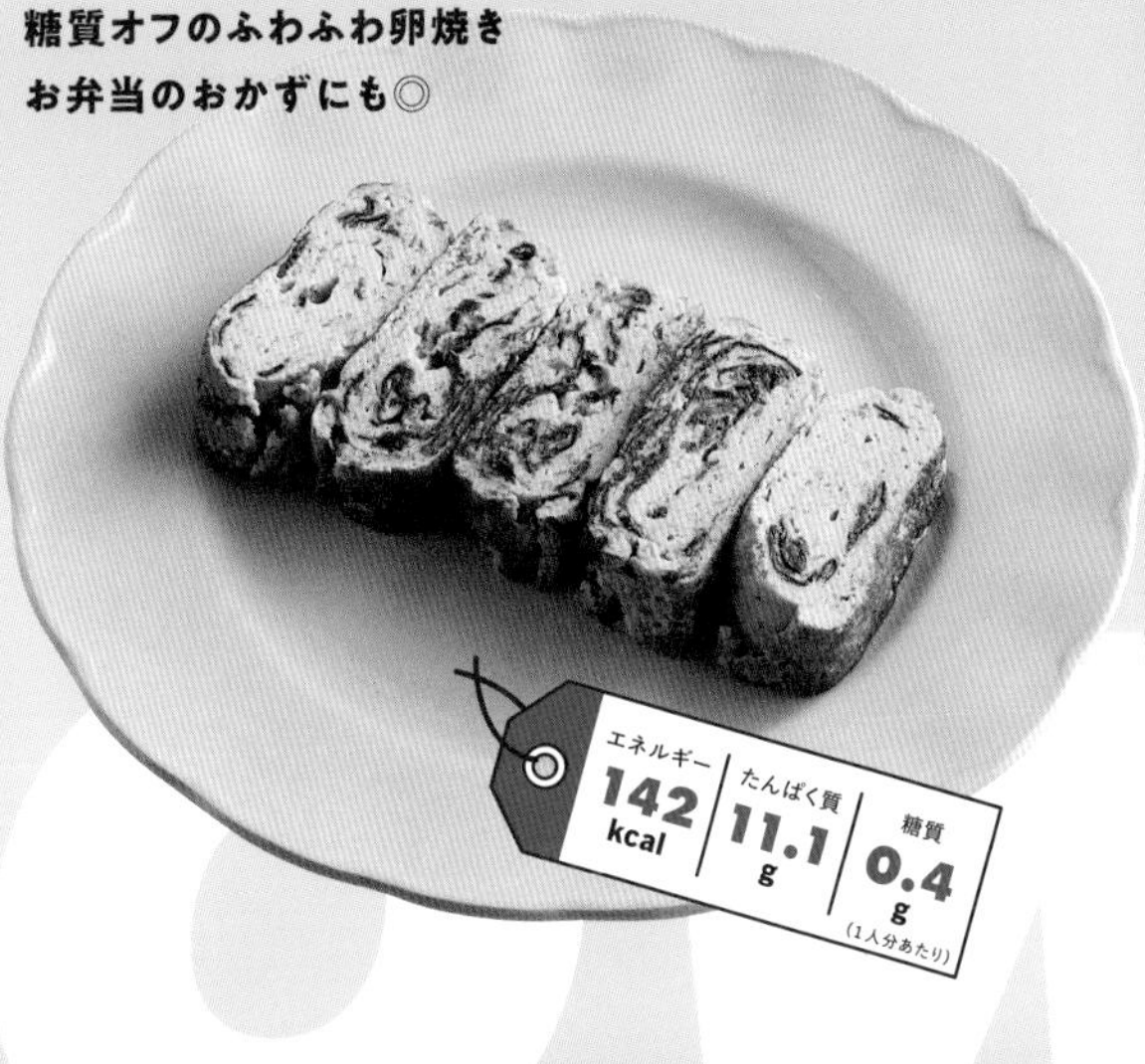

APPETIZER

オートミール

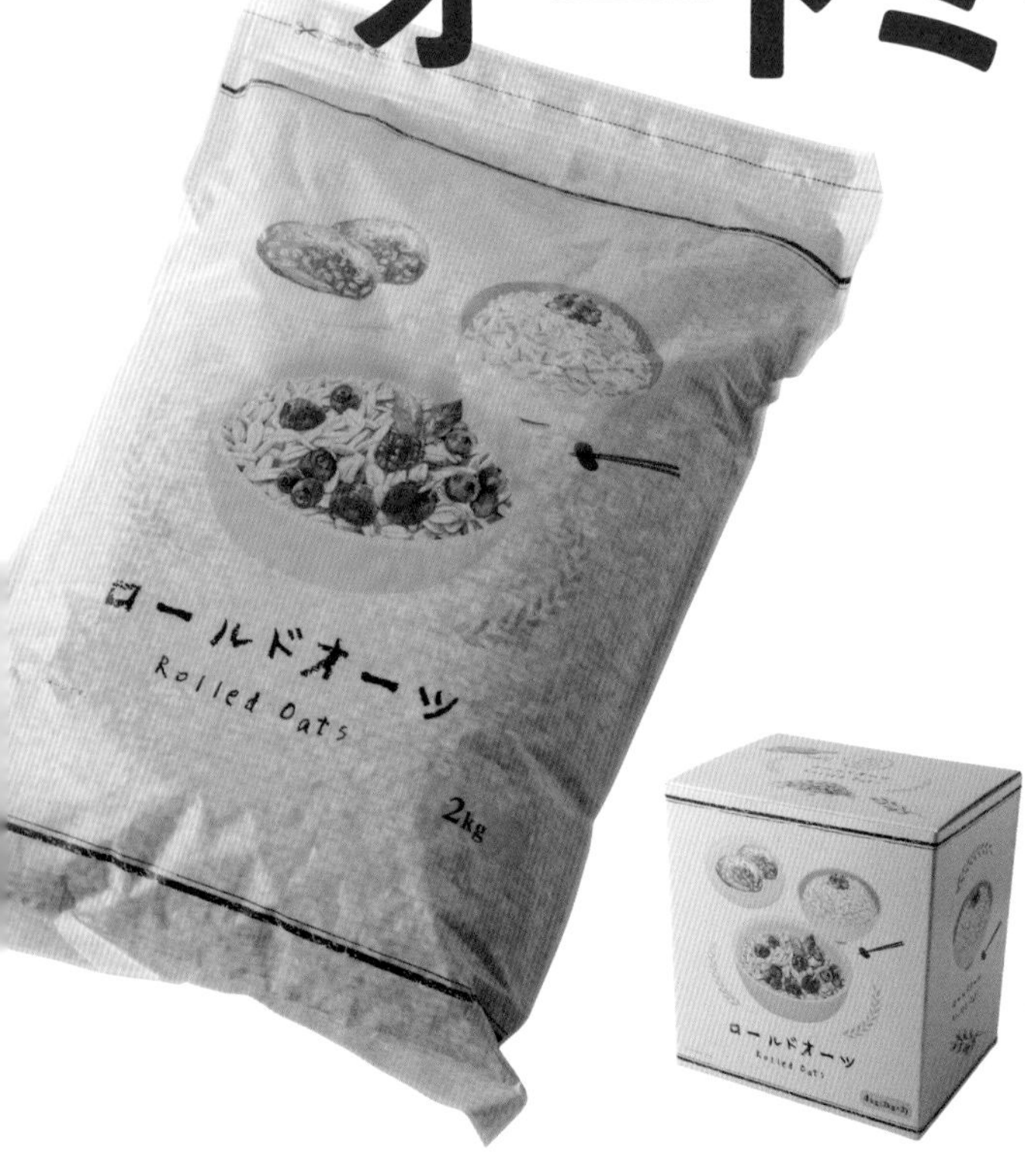

食物繊維＆
ビタミンB_1たっぷり。
腹持ちも抜群！

Rie's Point

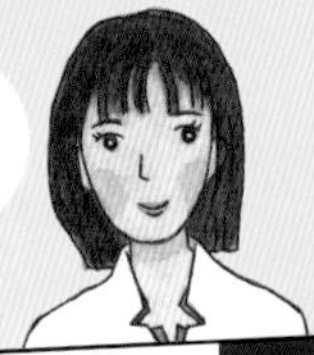

（株）勅使川原精麦所
ロールドオーツ
2kg×2

オートミールは、近年最も注目されているダイエット食材のひとつ。穀類ですが、**白米に比べて一食あたりの糖質が少なく、食物繊維がたっぷり**。さらに、糖質をエネルギーに変えるために必要なビタミンB_1が豊富に含まれているので、**太りにくいのがうれしいポイント**。まさにダイエットにぴったりな食材です。しかし、いくらダイエット向きの食材といえど、穀類なので当然糖質が含まれます。食べすぎると逆に太ってしまうこともあるので、ほかの食材と組み合わせてバランスよく食べることが重要です。

Point 1

Wの食物繊維で便秘を解消

オートミールには水に溶けやすい水溶性食物繊維と水に溶けにくい不溶性食物繊維がバランスよく含まれています。水溶性食物繊維は血糖値の急上昇を抑えたり、不溶性食物繊維は便のカサを増やす作用があったりと、それぞれ効果が違うので、両方バランスよく摂ることが大切。オートミールを食べればそれが叶うのが魅力です。

Point 2

GI値が低めで
血糖値が上がりにくい

食物繊維が豊富なオートミールは、穀類の中ではGI値が低めの食品です。つまり、血糖値が上がりにくく脂肪になりにくい穀類といえます。これらの食品を積極的に摂取すると、糖尿病などの生活習慣病のリスクを下げる効果もあると考えられているので、ダイエットだけでなく健康を守るのにもひと役買ってくれます。

Point 3

穀類なのにたんぱく質が豊富

穀類は炭水化物が多い食品ですが、オートミールは穀類の中では特にたんぱく質が豊富。たんぱく質は一定量以上に体に蓄積できないので毎食摂ることをおすすめしています。たんぱく質が不足しがちな朝ごはんの主食をオートミールにすれば、肉や魚を用意するのが負担になりがちな朝も、手軽にたんぱく質を摂取することができます。

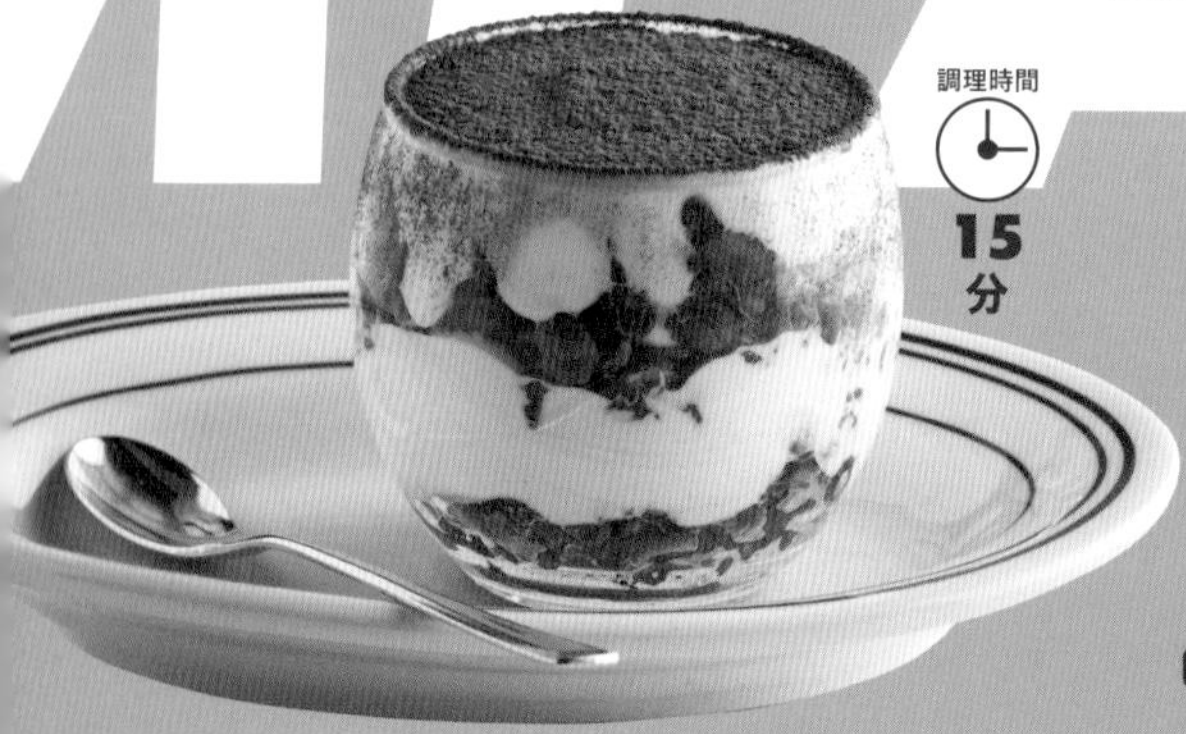

調理時間

15分

オートミールティラミス

エネルギー 213kcal　たんぱく質 5.1g　糖質 21.2g（1人分あたり）

たんぱく質、ビタミンB群が手軽にとれる栄養満点スイーツ

材料（4人分）

オートミール …… 50g

A
- **水** …… 1/2カップ
- **インスタントコーヒー・アガベシロップ** …… 各大さじ1

生クリーム …… 1/2カップ

高たんぱくヨーグルト …… 1個（100～120g）

アガベシロップ …… 大さじ2

塩 …… 少々

ココアパウダー（無糖） …… 適量

作り方

1. 耐熱容器にオートミールとAを入れて混ぜ、ラップをせずに電子レンジ（600W）で2分加熱し、ざっくりと混ぜて冷蔵庫で冷やしておく。
2. ボウルに生クリームを入れてツノが立つまで泡立てる。高たんぱくヨーグルト、アガベシロップ、塩を加えて混ぜ合わせる。
3. 容器に1、2の順に2回に分けて重ね入れ、ココアパウダーをふって冷蔵庫で冷やす。

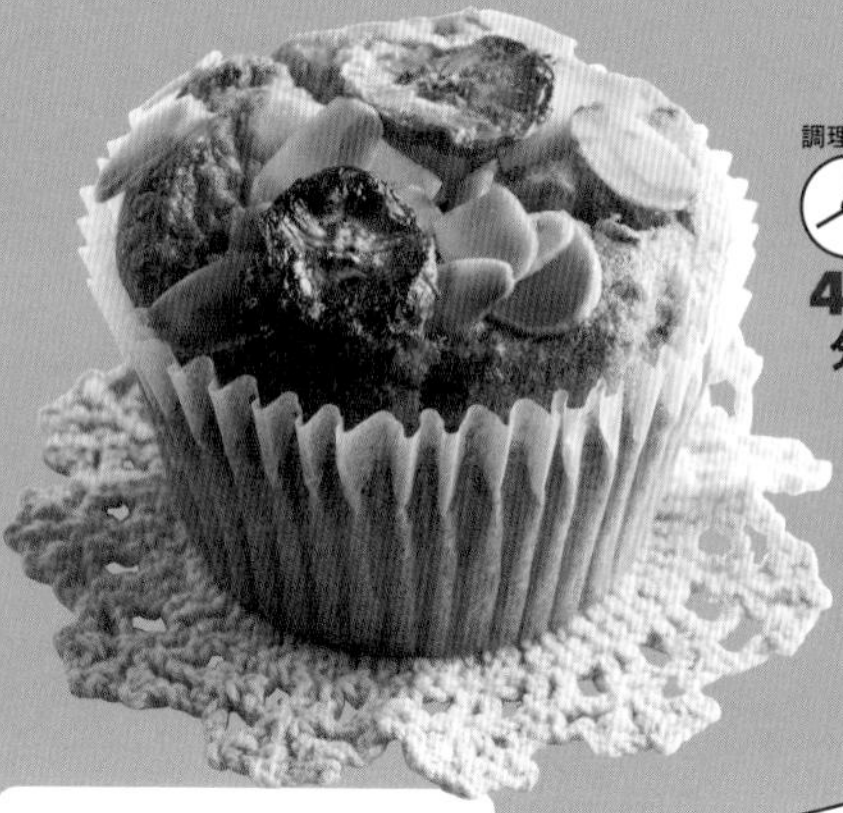

調理時間

40分

オートミールマフィン

エネルギー 260kcal　たんぱく質 4.9g　糖質 19.3g（1人分あたり）

小麦粉と乳製品不使用で作る体にやさしい素朴なおやつ

材料（マフィン型6個分）

オートミール …… 80g　**バナナ** …… 1本

A
- **米粉** …… 40g
- **アーモンドパウダー** …… 60g
- **ベーキングパウダー** …… 10g
- **塩** …… 少々

B
- **アーモンドミルク** …… 120g
- **オリーブオイル** …… 60g
- **メープルシロップ** …… 20g

アーモンドスライス …… 10g

作り方

1. オートミールをミキサーで撹拌して粉末状にし、Aと混ぜ合わせる。
2. バナナを6～10枚ほど薄く切る。残りはフォークでつぶしてペースト状にし、Bを加えてよく混ぜる。
3. 2に1を加えてゴムベラで混ぜる。粉っぽさがなくなったら型に流し入れ、バナナの薄切りとアーモンドスライスをのせる。170℃のオーブンで25～30分加熱する。

オートミール海鮮ニラチヂミ

小麦粉をオートミールに置き換え！
魚介たっぷりで栄養満点

Point

直径15cmほどの小さめのフライパンで、フライ返しでぎゅっと押さえながら焼くと形よく仕上がる。

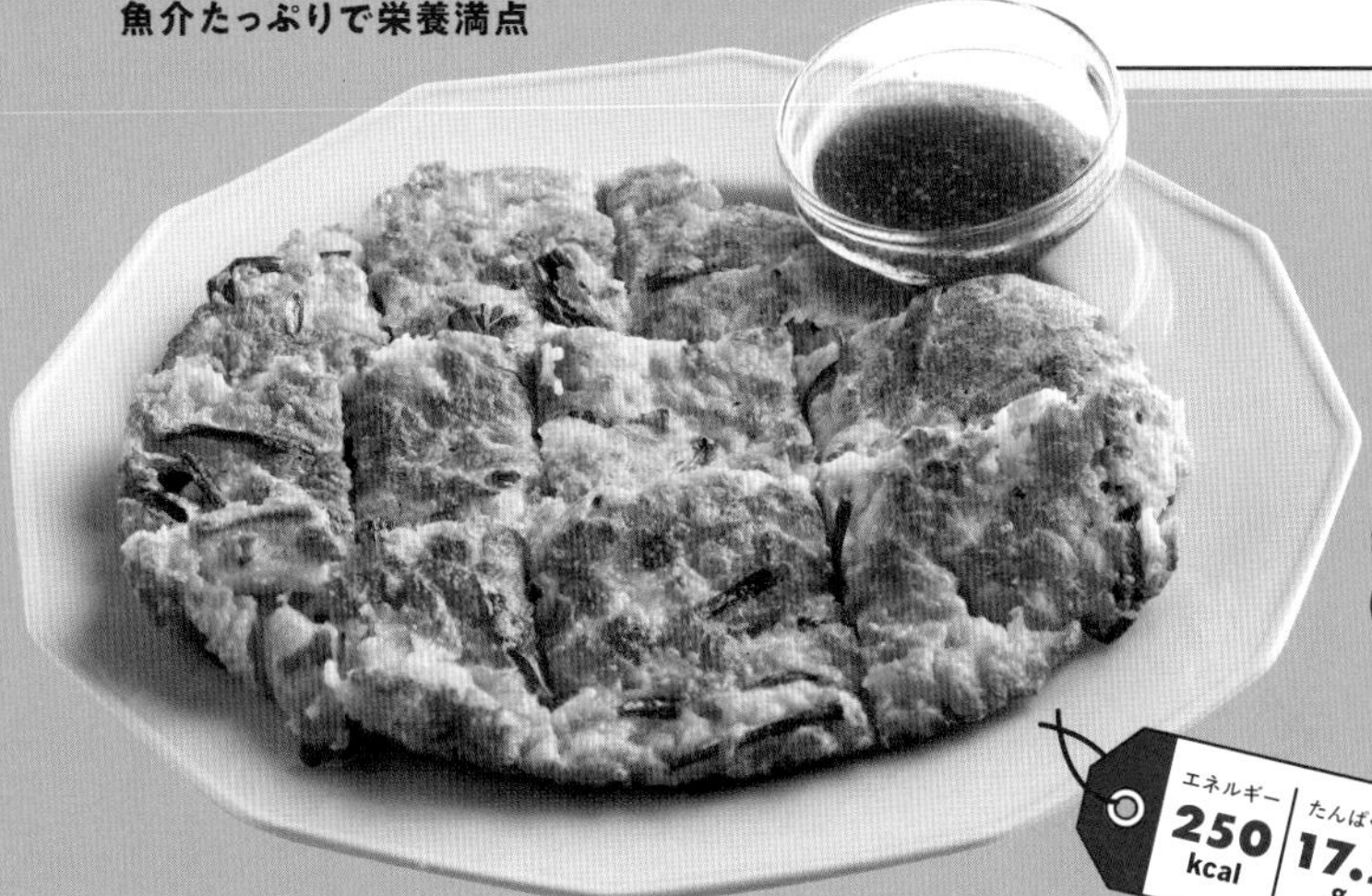

調理時間 20分

エネルギー 250kcal ｜ たんぱく質 17.2g ｜ 糖質 14.7g（1人分あたり）

材料（1枚･2人分）

オートミール …… 30g
シーフードミックス …… 100g
ニラ …… 3本
水 …… 1/2カップ

A
- **卵** …… 1個
- **ピザ用チーズ** …… 30g
- **片栗粉** …… 大さじ1
- **塩** …… 少々

B
- **ポン酢しょうゆ（P18参照）** …… 小さじ2
- **煮切りみりん（P16参照）** …… 小さじ1/2
- **一味唐辛子** …… 適量
- **にんにく（すりおろし）** …… 少々

ごま油 …… 小さじ2

作り方

1. 耐熱容器にオートミールと水を入れ、ラップをせずに電子レンジ（600W）で2分加熱する。
2. 1に解凍して水気をきったシーフードミックス、3cm幅に切ったニラ、**A**を加えてよく混ぜる。
3. フライパンでごま油を熱し、2を流し入れて直径15cmほどに広げ、しっかりと焼き色がつくまで両面を焼く。
4. 3を食べやすい大きさに切って皿に盛り、**B**を混ぜ合わせて別皿で添える。

おわりに

3食しっかり食べて、新しい自分に出会いましょう！

本書を最後までお読みいただき、ありがとうございます。みなさんが作ってみたいと思う料理はありましたか？　いずれも、ダイエット中、積極的に摂りたい栄養素が豊富なメニューばかりなので、ぜひ日々の献立作りに役立てていただければうれしく思います。

私はこれまで、保健師・ダイエット講師として2000人以上の受講生をサポートしてきましたが、ダイエットがうまくいかない人の多くが、「料理を作るのが苦手」「忙しくて料理をする時間がない」「家族に合わせてこってりとしたメニューばかりになってしまう」など、さまざまな理由で、バランスのよい献立を作ることに難しさを感じていました。確かに、一汁三菜のようなバランスのよい献立を作るのは、時間も労力もかかってしまいます。

しかし、ちょっとしたコツを押さえるだけで、一見難しそうな栄養バランスの整った食事も、驚くほど手軽に作ることができます。そうしたノウハウ

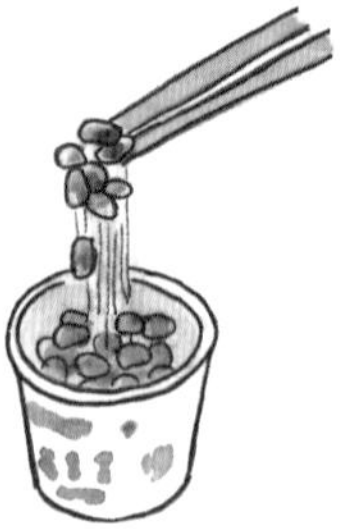

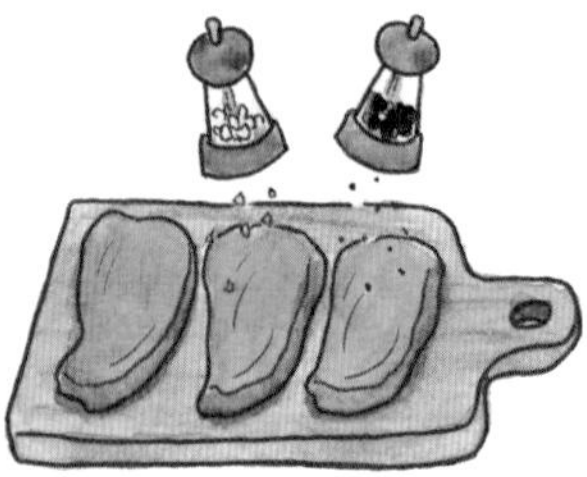

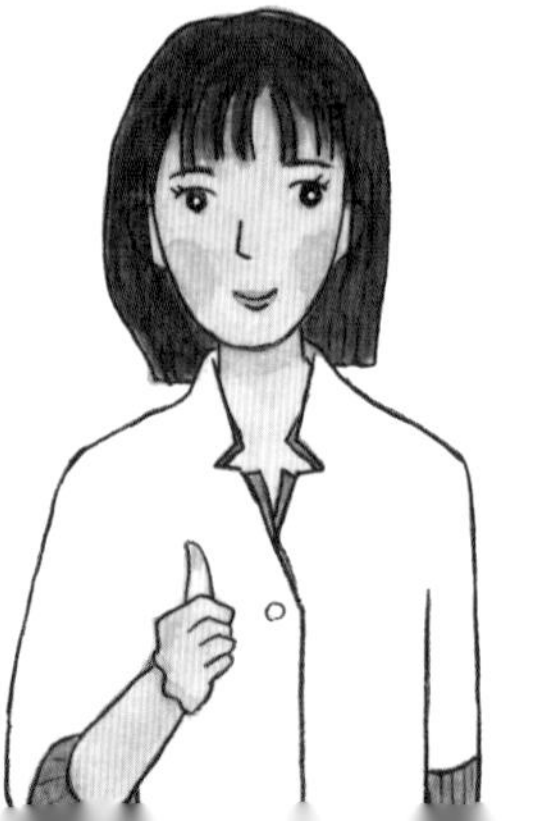

をお伝えしようと、これまでもたくさんのレシピを発信してきましたが、今回はより〝おいしく楽しく〟にフォーカスし、コストコの高品質で大容量な食材を使って、家族みんなでおいしく食べられるレシピをお届けしました。

食材選びでは、体に必要な栄養素が摂れるということはもちろん、いかに調理の負担を減らしてくれるかという点も大切。そのまま食べてもおいしいサーモンや、加熱しなくても食べられるシーフードミックス、皮や種をとってスライスされている冷凍のアボカドなど、ひと手間ラクをできる食材が、日々の料理の負担を減らしてくれます。

料理を作って食べるという営みは、自分の人生が続く限りずっと続くもの。無理や我慢をしてばかりでは、到底続けることはできません。もっと肩の力を抜いて、手を抜けるところは抜き、ラクな気持ちで毎日の食事を楽しみましょう。

食べ方が変わって体型が変われば、気持ちが明るくなり、まさに人生が変わります。やせたくてもやせられず悩んでいる人が、一人でも多くダイエットから卒業して、自分らしく生き生きとした人生が送れるようになることを願っています。

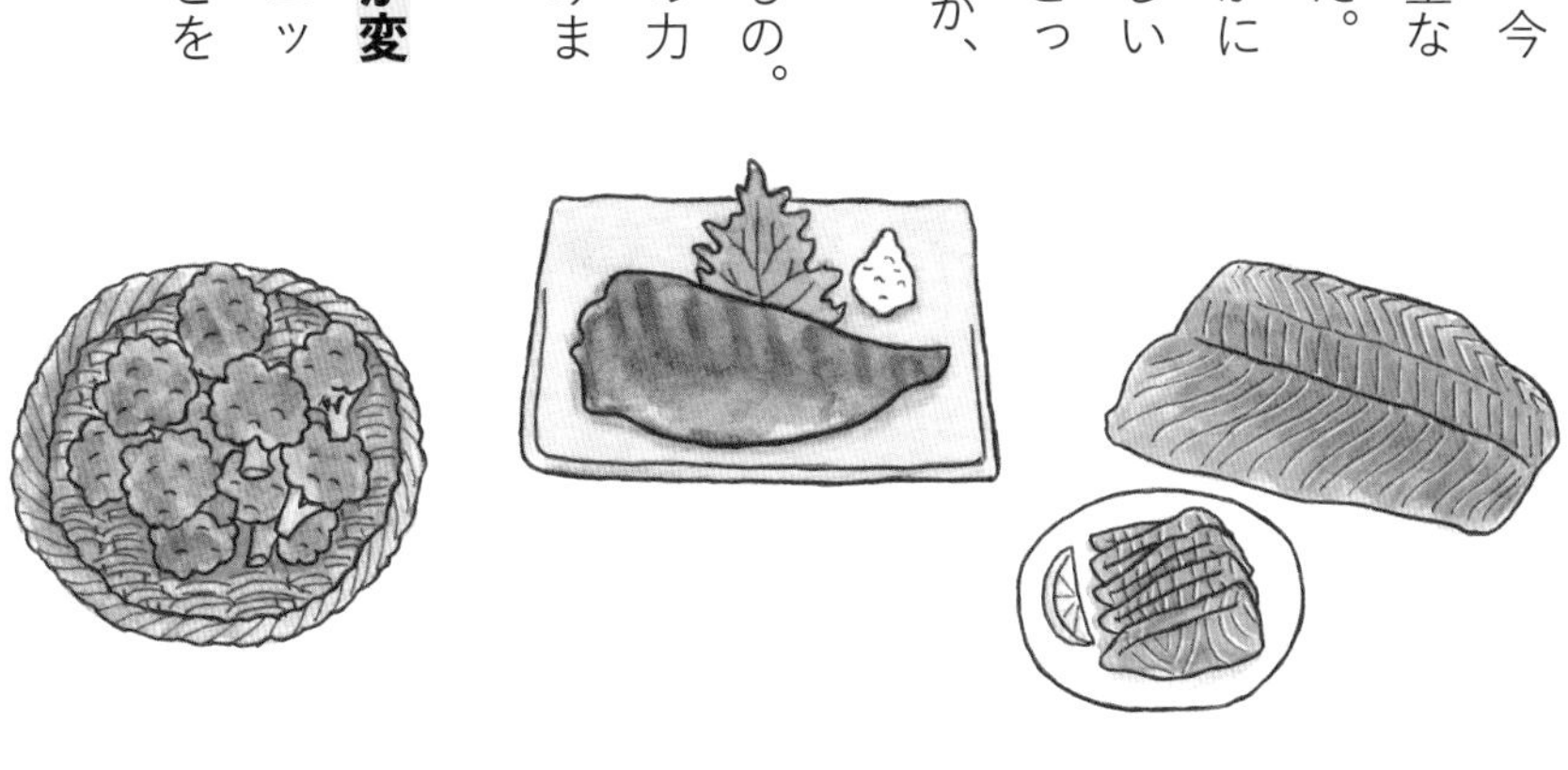

調理・レシピ・スタイリング
田村つぼみ

調理アシスタント
矢澤美由紀
丸野友香

ブックデザイン
木村由香利（986design）

編集協力
上野真依

撮影（人物は除く）
三村健二

イラスト
Tamy

栄養計算
尾形明莉（管理栄養士）

協力
一般社団法人BelleLifeStyle協会
Belle Lus株式会社

画像提供
コストコホールセールジャパン株式会社
あづま食品株式会社
株式会社アイリスプラザ

掲載協力
コストコホールセールジャパン株式会社
あづま食品株式会社
株式会社アイリスプラザ
株式会社アスク
株式会社勅使川原精麦所
株式会社フラット・クラフト
SAKURAJOSUI KITCHEN
東洋冷蔵株式会社

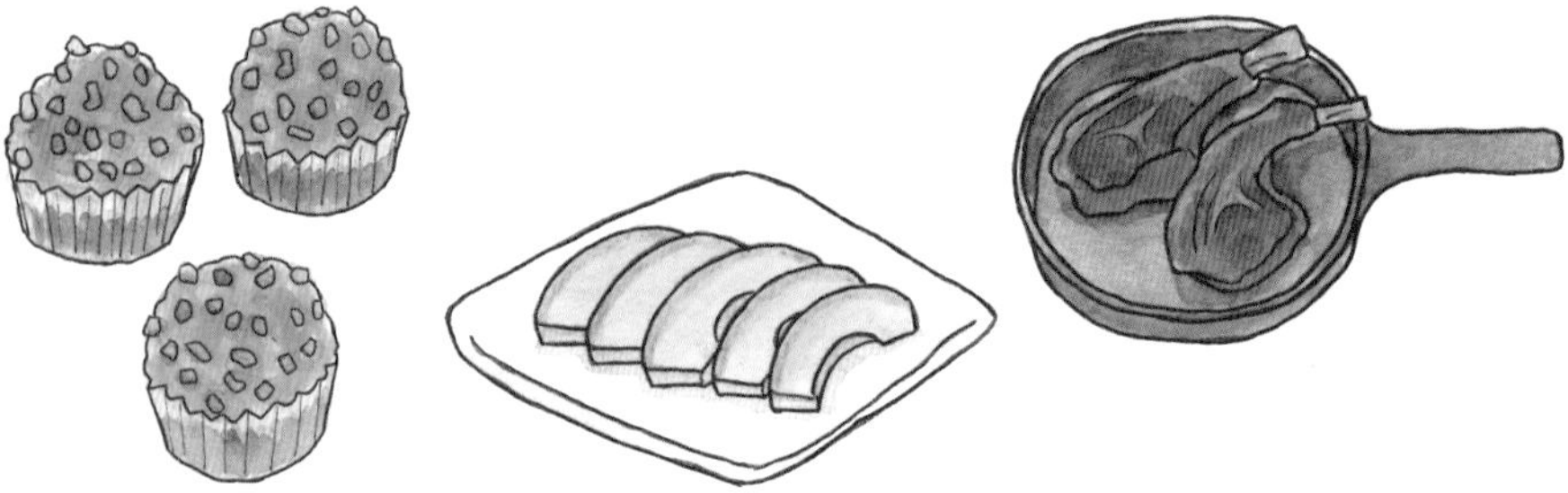

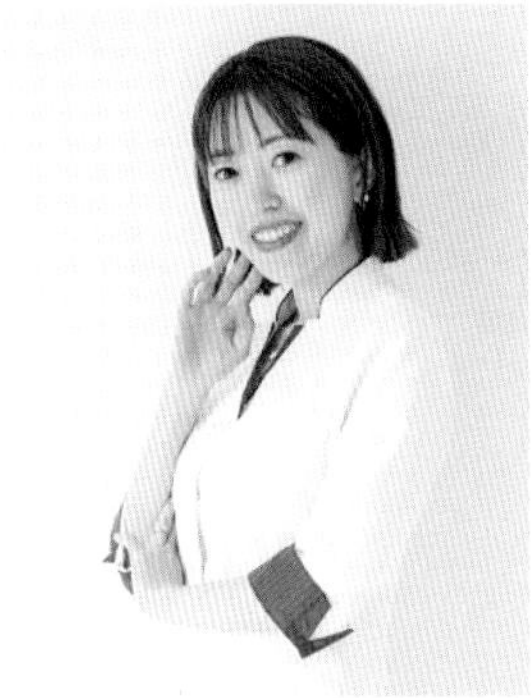

看護師・保健師・ダイエット講師。Belle Lus株式会社代表取締役。BelleLifeStyle協会代表理事。1986年生まれ。2児のママ。看護師としてがん患者のケアを担当後、保健師として成人の健康教育やメタボリックシンドローム、糖尿病患者への保健指導を行う。
自身が食生活だけで12kgやせた経験を生かし〝食べやせダイエット〟専門講師として起業。受講生2000名をダイエット成功に導く。YouTubeチャンネルやAmebaブログ、SNSでダイエットに関する情報を発信。著書に『ずぼら瞬食ダイエット』（小学館）、『1日1杯でデブ味覚をリセット！ やせ調味料ダイエット』（マガジンハウス）、『松田リエの12kgやせた！ 1か月献立カレンダー』（宝島社）、『ずぼらに健康、やせ体質！ 瞬食オートミールダイエット』（西東社）がある。

松田リエ
（まつだ・りえ）

Instagram:
@matsuda_rie8

YouTube:
松田リエ‖おうちで食べ美

LINE:

コストコ瞬食ダイエット
運動ゼロで、食べてやせる。

2023年7月20日 第1刷発行

著者	松田リエ
発行人	見城 徹
編集人	中村晃一
編集者	奥村優佳　岩堀 悠
発行所	株式会社 幻冬舎
	〒151-0051 東京都渋谷区千駄ヶ谷4-9-7
	電話 03(5411)6215（編集）
	03(5411)6222（営業）
印刷・製本所	株式会社 光邦

検印廃止

Printed in Japan
ISBN978-4-344-79153-4 C2077
ホームページアドレス https://www.gentosha-edu.co.jp/

この本に関するご意見・ご感想は、
下記アンケートフォームからお寄せください。
https://www.gentosha.co.jp/e/edu/

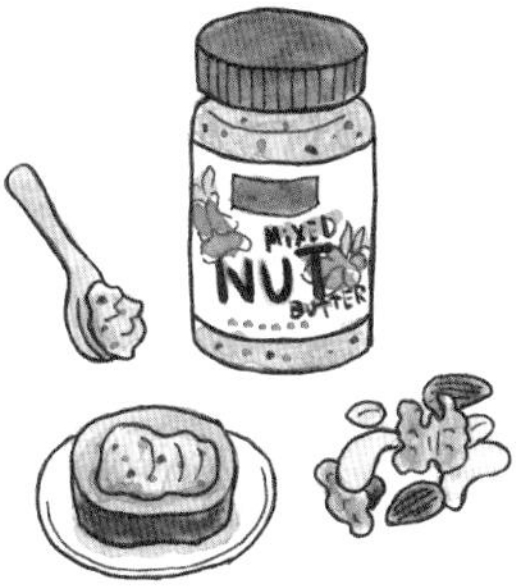